El Manual del Autismo

Información Fácil de Asimilar, Visión, Perspectivas y Estudios de Casos de un Maestro de Educación Especial

por

Jack E. George, M.A.

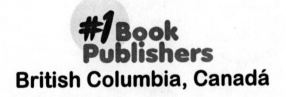

#1 Book Publishers

British Columbia, Canadá

El Manual del Autismo: Información Fácil de Asimilar, Visión, Perspectivas y Estudios de Casos de un Maestro de Educación Especial

Copyright ©2009 por Jack E. George
ISBN-13   978-1-926585-51-2
Primera Edición

Library and Archives Canada Cataloguing in Publication
George, Jack E., 1946-
El manual del autismo : información fácil de asimilar, visión, perspectivas y estudios de casos de un maestro de educación especial / por Jack E. George.
ISBN 978-1-926585-51-2
Translation of: The autism handbook.
1. Autism--Popular works. 2. Autistic children-- Education--United States-- Case studies. I. Title.
RJ506.A9G4618 2009   618.92'85882   C2009-905397-7

Traductor: Edson Ruiz Zavaleta, Vladimir Garcia
Editor: Lic. Mabel Padilla, Vladimir Garcia
Diseño de la portada por: Sabrina Sumsion (www.premierbookreviews.com)
Formato y diseño por: CCB Publishing (www.ccbpublishing.com)

Editorial: #1 Book Publishers
               British Columbia, Canadá

Este libro esta dedicado a mi querida madre, a mi padre y mi hermana – descansen en paz.

También, a mi tía Verda Snodgrass George, quien ha sido mi segunda madre por los últimos 29 años - y quien celebró su aniversario número 95 este año.

A mis compañeros rotarios quienes todos los días intentan que este sea un mundo mejor. El lema de mis amigos de la Fundación Rotaria es: "Dar de Sí Antes de Pensar en Sí." A los más de 1.2 millones de miembros, en todo el mundo, quienes honran este lema cada día luchando por erradicar la polio, ayudando en los desastres, y mi esperanza personal es que el rompecabezas del *AUTISMO* se resuelva en un futuro cercano.

Este libro esta dedicado especialmente a todos los padres dedicados, asistentes, familiares y amigos de aquellos que tienen un ser amado con autismo, y finalmente, a todos aquellos viviendo con este rompecabezas que llamamos autismo.

ÍNDICE

PRÓLOGO

Como maestro de niños con necesidades especiales, no proclamo saberlo todo, ni ser capaz de curar a un niño, de hecho, yo dudaría de cualquier maestro que haga dicha declaración. Cada niño es un individuo único, algunos aprenden más rápido que otros, algunos aprenden más con un método de aprendizaje que con otro, algunos avanzan más con un adulto que con otro.

A través de los años he leído sobre nuevos métodos para curar el cáncer, o al menos para prolongar la vida, ya bien a través de un nuevo medicamento, o de un nuevo procedimiento quirúrgico, lo que me lleva una y otra vez a pregunta ¿Cómo se manejaba el cáncer hace cien años? ¿Existía tal cosa como el cáncer? ¿Cómo lo llamaban y como lo trataban los médicos? Me lo pregunto, ya que me es difícil pensar que el autismo fue "descubierto" recientemente. Esto es cierto en muchos diagnósticos de nuestros niños con necesidades especiales.

A principios del siglo veinte la mayoría de los niños con capacidades diferentes eran catalogados como "retrasados" insinuando que el autismo no existía. Sin embargo, siempre han existido alumnos con disturbios emocionales. Hace años se les calificaba de "problemáticos". Siempre hemos tenido alumnos con dislexia, y por muchos años se etiquetaba como incapaces de leer, al grado que teníamos el libro "Porque Johnny no puede leer."

Creo que el autismo y el Espectro, han estado siempre presentes, sólo que tenemos la nueva etiqueta de "AUTISMO." Me atrevo a apostar que la sociedad creará una serie de categorías de "sub-autismos" en los próximos años, pero éstas no tendrán ningún significado si no hacemos lo necesario para llegar a estos niños y educarlos.

Me enorgullece presentar el libro "El *Manual del Autismo*" que está basado mis conocimientos y experiencias trabajando para la Oficina de Educación del condado de San Mateo, ubicado en Redwood City, California, y en las clases que he impartido en el condado de San Mateo.

Al tiempo que impartía clases, realicé mis estudios de maestría en Educación Especial en la Universidad de Notre Dame de Namur, me desarrollaba como educador y mi trabajo de maestro me permitió interactuar con varios maestros de educación especial. Pudimos intercambiar ideas y experiencias y tener numerosas discusiones que nos permitieron crecer como seres humanos y como maestros.

Es importante subrayar que mis alumnos se encontraban entre los de mayores desventajas en el condado. La mayoría eran autistas, mientras que algunos eran ubicados inapropiadamente en mi salón de clases. Cada distrito escolar en el condado tiene sus propias clases de educación especial. Si un alumno deviene muy desafiante o se encuentra más allá del rango de su programa, ese distrito contacta al programa de nuestro condado para que se acepte y registre al niño. Estas clases del condado se localizan en el área en sitios de escuelas integradas. Si el niño se convierte en un reto para una de estas clases eran enviados a la escuela donde yo enseñaba, Palos Verdes, la única escuela pública no integrada en el condado.

En los años que pasé en Palos Verdes nuestros estudiantes se ubicaban desde pre-escolar hasta el octavo grado. Mi mayor grupo de estudiantes por clase fue de once, y el menor de ocho. Muchos de nuestros estudiantes contaban con una relación de uno a uno con el asistente educativo, algunas veces conté con ocho asistentes educativos trabajando en mi salón de clases. Lo que con el maestro, estudiantes, cubículos, mesas y otros objetos, el salón de clases se encontraba muy lleno. Es difícil entender que un salón de clase con tan pocos alumnos se encuentre saturado, pero créanlo o no, en ocasiones lo era.

Debe ser difícil de creer que nuestros estudiantes pudieran causar dificultades y desafíos con un equipo tan grande, pero así era. Los días en los que no contábamos con un sustituto para un asistente educativo ausente, por razones de seguridad, nos veíamos forzados a alterar nuestro programa, incluso si esto causaba problemas a los niños autistas. Por ejemplo nos veíamos forzados a cambiar el recorrido del día, cambiar compañeros del recorrido, o escoger una ruta alterna. Otro ejemplo, si nos faltaba personal, estábamos forzados a cambiar al estudiante, o estudiantes, de quien el asistente educativo se encontraba ausente a otra persona.

Estos cambios pueden parecer simples para quien no este familiarizado con un grupo de niños autistas, sin embargo los cambios, transiciones, y trastornos inesperadas de la rutina son difíciles de entender y manejar para los niños autistas. Por ello eran estos días usualmente más difíciles que los días típicos escolares.

Todo el equipo de Palos Verdes estaba capacitado para trabajar con niños autistas, ya que asistimos al programa del North Carolina TEACCH (Tratamiento y Educación para el Autismo y asuntos relacionados con la

Comunicación de niños con Desventajas, por sus siglas en inglés). Fuimos también capacitados en el ABA (Análisis Aplicado de la Conducta), PECS (Sistema de Comunicación por Intercambio de Imágenes), y programas adicionales. El condado ofrecía continuamente capacitación adicional o apoyo para asistir a otros programas específicos de capacitación.

Los seis estudiantes de los que escribo aquí estuvieron en mis salones de clase por varios años, sus nombres fueron cambiados con el objetivo de proteger su identidad. Los propósitos expresos de este libro son tres: ofrecer *un libro básico y fácil para la comprensión del autismo*. Dos, es mi deseo que todos los padres con un niño autista puedan identificar la conducta de al menos uno de los niños de los que escribo, y que entiendan que su hijo no es el único que "hace esto" o "se comporta así". Mi tercera esperanza es que cada lector descubra como debe manejar ciertas circunstancias con su niño, como tratar exitosamente una situación dada, posiblemente, o como enmendar una conducta dada.

Este libro está dedicado a toda la gente especial del mundo, y a los padres dedicados que creen en sus hijos.

CAPÍTULO 1

GREG –

MI INTRODUCCIÓN AL AUTISMO

En el otoño de 1972 abrí un centro de tutoría en mi ciudad de Modesto, California. Pasé los primeros meses construyendo mi negocio, entrevistando personalmente a cada estudiante para determinar si podía cumplir con las necesidades específicas de cada niño. Un día me llamó una mujer pidiéndome trabajar con su hijo, para lo que programamos una cita.

Greg y su madre llegaron puntuales a mi oficina. La madre de edad mediana, bien vestida, y muy amable, se disculpó por la ausencia de su marido ya que su actividad médica no le permitió asistir a la entrevista. Su hijo, de un metro ochenta, parecía nervioso y se le dificultaba permanecer quieto. No pronunciaba una sola palabra, al menos por el momento. Pronto me enteré que Greg es hijo único, que creció en el área privilegiada de la ciudad conocida como Sherwood Forest.

Greg caminaba por mi oficina mientras estaba distraído, su madre me veía observar a su hijo y le señaló con la mirada como diciéndole "tranquilízate," Greg la ignoró y continuó moviéndose y mirando hacia el suelo, entonces ella nos presentó. El joven, a quien yo ubiqué entre los 17 y los 18 años de edad, tomó mi mano y la empezó a estrechar, poniendo una mano sobre la otra comenzó a gritar "Jack George, Jack George." Sonrió, se veía muy contento.

Su madre le ordenó sentarse, el niño no la escuchó, lo que hizo fue ir a la mesa en la que yo tenía dulces. Sin decir una palabra quitó la envoltura del dulce y lo llevó inmediatamente a su boca. Tiró el papel y observó como caía lentamente al suelo, su madre lo regañó y le ordenó levantar el papel. De nuevo Greg ignoró la demanda y repitiendo la acción se llevó otro dulce a la boca. En este momento la madre se disculpó y ostensiblemente apenada caminó hacia Greg, lo tomó por el brazo y lo llevo a sentar al sofá junto a ella. Observé como le cogió del antebrazo, el trató de saltar del sofá, pero ella lo empujó de regreso, el se molestó e inició una serie de sonidos ininteligibles. Esta conducta continúo hasta el fin de la entrevista.

La madre me informó que Greg era "lento," me sugirió que era mentalmente discapacitado, pero era incapaz en ese momento de usar tales palabras. Para ella esto era la extensión de sus dificultades. Yo creí *totalmente* todo lo que ella dijo.

Después de la reunión revise cuidadosamente la situación, ya que tenía una experiencia limitada de trabajo con niños con mentalidad de capacidad diferente. Una parte de mi quería trabajar con Greg y otra parte de mi cerebro me decía que no estaba preparado o capacitado para enfrentar con ese tipo de estudiante. Decidí llamarle a la madre y explicarle mi dilema, fui franco con ella y le dije que no sabía si podría ser de *alguna* utilidad para Greg. Mi reticencia no la preocupó (Meses después supe que su principal expectativa era lograr para Greg algunos beneficios educativos, así como proveerle la oportunidad de socializar al verlo rodeado de otras personas). Por lo que empezamos.

Estaba totalmente impreparado para mi primera lección con Greg, a pesar de haberme organizado mucho tiempo para ello. Llegó a mi oficina con la misma mirada excitada que vi en su primera visita. Gimió, aplaudió, y gritó "Jack George, Jack George." Por el momento interpreté que el llamado verbalizando mi nombre como el hecho de que me conocía y que estaba contento de verme de nuevo. No fue sino muchos años después que me di cuenta que el gritar mi nombre para Greg no tenía ningún significado. Escuchó mi nombre, lo repitió, y lo que significó para Greg esta fuera de cualquier suposición.

Había otros niños presentes cuando Greg llegó, uno se veía divertido con su conducta, otro se veía inseguro, casi asustado, el tercer estudiante se veía burlesco, después un joven me preguntó que tenía mal "el tipo," una muy buena pregunta, a la cual yo no tenía ninguna respuesta.

Hoy, después de años de enseñar, estudiar, y entender, puedo contestar esa pregunta.

Le pedí a Greg se sentara en una silla alrededor de la mesa, escogió una silla justo frente a mí, estuvo continuamente saltando y sentándose, aplaudiendo simultáneamente y repitiendo a toda voz, *"Jack George, Jack George."* Yo estaba confundido, traté de centrarlo en varias lecciones, pero nada parecía atraer su atención. Finalmente traje el juego de "pares" y le di varias cartas con diferentes imágenes. Greg se calmó y observó cada una de ellas, le expliqué el "juego" y como jugarlo, el muchacho se puso muy contento, sonriendo incontrolablemente, se puso a aplaudir con rapidez, y continuamos con el juego de "pares" y le di un juego de barajas. El tiempo pasó rápido y terminó la lección.

Si sólo hubiese entendido el significado de autismo, como trabajar con una persona autista, y todos los demás ingredientes que ocupaba para mover a Greg del punto A al punto B o a cualquier lugar intermedio.

Esa noche llamé a la madre de Greg, después de la lección del día, ya sabía que no podía atender las necesidades de Greg, y el costo sería un desperdicio de su dinero. Le expliqué lo que sucedió durante la lección, y que no se obtuvo ningún logro. Ella estaba molesta, pero no por las razones que yo pensaba, el dinero no era un obstáculo, hizo entonces un comentario interesante que nunca olvidaré: me dijo que Greg estaba empezando a socializar fuera de la familia. Entendía que carecía de habilidades de socialización, y quería que su hijo aprendiera a interactuar con otros tanto como el deseo de que aprendiese cualquier lección que yo le enseñara. Por lo tanto continúe trabajando con Greg. Hoy comprendo completamente esto.

La madre de Greg me dió varias lecciones, sin embargo no entendí el valor de ello sino muchos años después. Incluso hoy, recurro al recuerdo de algo que dijo o que hizo Greg y me doy cuenta de que tan fáciles podrían haber sido las lecciones con él de haber estado bien preparado. En los meses siguientes vi como ella ayudó a hacer el mundo de Greg más claro y abierto a nuevas aventuras.

Una de esas aventuras fue la de enseñarle a Greg como utilizar el transporte público. Por varias tardes acompañó a su hijo a la parada más cercana del autobús, y dio a Greg el dinero para que pagara el mismo pasaje al centro de la ciudad, siempre se sentó en el mismo asiento, lo que, obviamente, causó problemas en caso de que otro pasajero se sentara en ese lugar. Después de viajar varias cuadras ella le señaló algunos lugares comunes, un popular supermercado, un complejo de salas de cine, la estación de bomberos, y al acercarse al destino le enseñó a Greg como jalar el cordón para indicarle a el chofer que deseaban bajar en la siguiente parada. En numerosas ocasiones tomó la mano de Greg para hacer que el jalara el cordón, y hacer que el experimentara (posteriormente en mi carrera aprendí que esta experiencia de llevar la mano es usada en muchas áreas del proceso de aprendizaje).

Llegó el día en que Greg jaló el cordón el mismo al acercarse a la parada, y después llegó el día en que Greg viajó solo. La madre de Greg me confesó como la corroían los nervios a pesar de haber hecho todo lo posible para que emprendiera esa aventura. Incluso le hizo una medalla con la inscripción de su nombre, teléfono, dirección por caso de alguna emergencia. Sin que Greg supiera ella siguió al autobús hasta llegar al centro y decidió que al llegar a su parada él continuaría solo, regresó a su casa y esperó ansiosamente su regreso. Ese día Greg llegó a casa sin ningún incidente. Igualmente fue exitoso en su segundo y posteriores viajes.

De cualquier manera la independencia de Greg creó problemas. Un día la madre recibió una llamada de una tienda de juguetes en la que le decían que su hijo había "robado" un juego de pares. Su madre y yo fácilmente pusimos juntas las piezas de ese rompecabezas. El disfrutaba tanto el juego en el centro que quiso llevar uno a casa, sin estar consciente de que no podía solamente tomarlo en la misma forma en que yo lo tomaba del estante. En otra ocasión Greg entró a una tienda y tomó un juego de cartas, de nuevo su acción estaba relacionada con las lecciones. Yo estaba intrigado con las cosas que Greg tomaba y como las asociaba.

Un día al entrar Greg a mi oficina para la lección

regular, se veía un poco reservado, definitivamente no era él. No aplaudía, no gritaba "Jack George, Jack George" no importando lo que hiciera, Greg no se relajaba, tomé el juego de pares del estante, Greg miró para otro lado, preparé las cartas que debía el juntar, se agitó y empezó a golpearlas con sus manos, a gritar fuertemente, y a tirarlas al suelo. Toda la lección continuó así. Cuando llegó su madre por él, la llevé al lado y le expliqué sobre el comportamiento de Greg. No parecía preocupada o sorprendida en lo absoluto, me dijo que Greg estaba molesto al salir del carro. Aparentemente tomó una bola de cristal de las que tienen hojuelas de nieve y que se voltean para verlas caer. Greg estaba fascinado con ese objeto y deseaba llevarlo a la lección, lo que la madre no le permitió. Creo que esta bola consumió los pensamientos de Greg durante la lección. Tal vez le preocupaba que algo le pasara si lo dejaba en el automóvil, o le preocupaba que se pudiese romper. Existe la posibilidad de que estuviese intrigado con la bola de cristal y que deseaba tenerla. Era el objeto en el que tenía una fijación ese día, o, tal vez, por varios días.

Se acercaba la última sesión de Greg. Cumpliría 18 y entraría a un programa de trabajo comunitario para personas con capacidades diferentes. El programa tenía un resonante éxito para las personas con capacidades diferentes ya que daba a cada participante la oportunidad de aprender varios trabajos (llenado de sobres, poner juntos objetos simples que serían vendidos en conjuntos, engrapado). Aparte de aprender habilidades de trabajo, cada trabajador ganaba un sueldo. El día de pago era un excitante evento para todos los participantes.

No sé si Greg entendió completamente qué su última visita al centro era eso, pero asumo que el pensaba que era igual a cualquier otra sesión. Realizamos los movimientos repetitivos. Gritó mi nombre, estrechó mi mano, trató de sentarse hasta que su madre le dijo que partían. Ella lo animó a darme el pequeño paquete envuelto que llevaba en su mano izquierda. Me lo entregó, con alegría y una amplia sonrisa y gritó mi nombre. Cuando la madre y el hijo partieron me entristecí al saber que Greg no regresaría.

Años después usé lo que Greg me enseñó en diferentes situaciones.

Greg y yo, ocasionalmente, nos hemos cruzado en el camino en los años siguientes. Una vez nos encontramos en una tienda de abarrotes donde compraba con su madre. Greg actuaba como si no me conociera mientras yo hablaba con su madre. De manera agradable como siempre, estábamos platicando cuando Greg de repente gritó, "Jack George, Jack George." Comenzaba a aplaudir y a sonreír con esa expresión que recuerdo tan bien. Sin saberlo, Greg fue quien me introdujo al **mundo del autismo.**

CAPÍTULO 2

INICIO DE LA EXPEDICIÓN –
¿QUÉ ES EL AUTISMO?

¿Qué es autismo? Si realiza esta pregunta a cien personas recibirá probablemente cien respuestas diferentes. La mayor parte de los profesionistas y padres con un niño autista concuerdan en que es una incapacidad de complejo desarrollo. Ataca a los niños a una edad temprana, comúnmente en los primeros tres años de vida. Si bien algunas autoridades señalan que la incapacidad comienza en el nacimiento y otros señalan que se desarrolla en los dos y medio años de vida, todos coinciden en que ataca a jóvenes, indefensos, niños pequeños. Es una condición en la que el cerebro no funciona correctamente. Como el autismo interfiere con el funcionamiento normal del cerebro y de su desarrollo, afecta a la vida del niño en un sinnúmero de áreas y lleva a desarrollar habilidades en una manera diferente de aquellos que no son afectados.

Actualmente el autismo es considerado como un desarrollo de incapacidad de por vida. Los niños autistas, por lo general, tiene una diferente forma de ver, de oír, y de sentir las cosas. Normalmente la comunicación es difícil para ellos y formas alternativas deben ser usadas. Una alternativa es el método **PECS (Sistema de Comunicación**

por intercambio de imágenes), una serie de cientos de imágenes usadas para comunicar. Por ejemplo, el niño escoge una imagen del baño y toma este "icono" y lo entrega a la persona que lo cuida, quien ahora entiende que el niño quiere ir al baño, otro método es el de ecolalia, el niño escucha una palabra, frase u oración, y la repite una y otra vez. Uno de mis estudiantes irá generalmente de una a otra repetición de palabras o frases en una semana. Una de las que se le quedaron fue, "te amo, te amo, te amo." El toma la parte baja de la cabeza del adulto y la voltea, obligando a la persona a verlo, y entonces repite una y otra vez, "te amo." Solo en raras ocasiones verá de frente a la cara de la persona, generalmente enfocando sus ojos en un lado de la cara. Sin embargo, mientras esta frase se fija en él, otra frase escolástica puede iniciar el lunes y ser remplazada el jueves. Estas otras palabras durarán hasta que surja una nueva.

El autismo es uno de los cinco desórdenes del **Desorden Penetrante del Desarrollo (PDD, por sus siglas en inglés).** Los otros cuatro son el Síndrome de Asperger, Desorden Desintegrativo de la Infancia, Síndrome de Rett, y el Desorden Penetrante del Desarrollo por otra parte No Especificada. Los niños con Asperger tienen algunas tendencias autísticas pero están generalmente dentro del promedio o sobre el promedio de inteligencia. El Desorden Desintegrativo de la Infancia es raro, general-mente es encontrado en uno de cada 10,000 nacimientos. Los niños con esta condición inician una vida normal y en algún momento entre los 2 y los 10 años pierden varias de las habilidades anteriormente aprendidas, incluidas las capacidades sociales y de lenguaje. El niño puede perder funciones tales como el control de la vejiga. El Síndrome de Rett de está asociado con el cromosoma X y por lo tanto afecta sólo a las niñas. Otro desorden raro que afecta a 1 de cada 10,000 mujeres, el niño muestra los típicos síntomas PDD, desarrolla a su vez, problemas motores (poca coordinación, problemas al caminar o usar las manos). Los niños con Desorden Penetrante del Desarollo por otra parte no especificada desarrollan dificultades en la comunicación, el juego, así como dificultades interactivas. De cualquier manera son demasiado sociables como para ser considerados autistas, no cumplen con los criterios para ser considerados autistas, pero cuentan con suficientes características para ser considerados dentro de esta categoría.

Cada uno de estos cinco desórdenes de PDD son discutidos aparte en el Capítulo 6, Varias Categorías de Autismo.

Cabe mencionar como nota histórica, el Doctor Leo Kanner reporta en su investigación sobre PDD en 1943, más o menos al mismo tiempo que el doctor Asperger introdujo una forma leve de autismo conocida hoy como el síndrome de Asperger. Desde entonces el conocimiento sobre el autismo ha crecido y los investigadores tienen un mejor entendimiento de sus complejidades y aprendieron que no todos los niños con autismo caben dentro de estas dos categorías, y otras tres se han agregado al PDD. Un mejor entendimiento nos permite servir mejor a las necesidades que afligen a estos niños.

El término PDD continua siendo usado pero ahora escuchamos sobre **Desórdenes del Espectro Autista (ASD, por sus siglas en ingles)** más frecuentemente. Hay una diferencia entre los dos, el PDD incluye los cinco desórdenes que enlistamos más arriba, mientras que el ASD está comprendido en el autismo, el Síndrome de Asperger, y el Desorden Penetrante del Desarrollo por otra parte no Especificada, son tomados como espectros que incluyen a grupos de desórdenes con características similares. El espectro refiere en donde cabe el niño en este rango. Por ejemplo, como se visualiza en un indicador del tanque de gasolina: en la izquierda es el más bajo nivel de autismo, continuando a la derecha el grado de dificultad asociado con el autismo crece. Un niño considerado en el extremo derecho de este espectro generalmente es considerado extremadamente deshabilitado porque el autismo lo/la ha afectado con tal severidad en varias áreas.

Entonces ¿Qué es autismo? Simplemente véalo como un desarrollo de incapacidad, que causa problemas con la interacción social y la comunicación.

PRINCIPIOS DE LA HISTORIA

Se tuvo conocimiento del autismo oficialmente en 1943, sin embargo el término fue acuñado en 1911 por el doctor Eugene Bleuler, un siquiatra suizo. La palabra se origina en el término griego *autos*, significando yo mismo (o escape de la realidad). Bleuler relacionó el autismo con un problema básico de esquizofrenia después de observar a sus pacientes esquizofrénicos que se encerraban en si mismos y vivían en su mundo.

El Doctor Kanner de la Universidad de Johns Hopkins publicó su trabajo "Autistic Disturbances of Affective Contact" en la revista *Nervous Child* en 1943 y reportó el autismo como un acontecimiento raro de *1 en 10,000*, ninguno de los niños en este grupo estudiado era mentalmente desafiante y Kanner distinguió entre aquellos sufriendo de autismo y los mentalmente dañados. De cualquier forma, dejó claro de que alguna gente con daño cerebral tiene síntomas autistas mientras otros no, y teorizó sobre la condición de traslape. Los niños de su grupo de investigación recibieron un tratamiento de programa de educación especial, aprendiendo poco a poco era estresante, y cada niño fue llevado bajo un control usando una estricta guía de conducta. En la época se consideraba que el autismo era producto de una enfermedad autoinmune o de una enfermedad que afecta a las células cerebrales.

El Doctor Asperger escribió sobre *psicópatas autistas* después de trabajar con un grupo de niños en 1944. Los niños se parecían mucho a los estudiados y observados por el Dr. Kanner. El Dr. Asperger notó además el hecho adicional de que la actividad motora de los niños era poco refinada y en comparación con los otros niños un poco torpe. El artículo de Asperger se refiere al estudio de 200 familias con niños de similares características a los observados por Kanner, excepto por el hecho de no tener severos retrasos lingüísticos. El artículo de Asperger, publicado originalmente en alemán, fue traducido al inglés 45 años después, algunas autoridades consideran que el retraso en su publicación significo un retraso en la comprensión del autismo hoy en día.

Durante este tiempo, en que se usaron las prevalecientes teorías psicológicas del autismo, algunos niños fueron separados de sus padres y ubicados en casa de cuidado. El resultado de este trato fue un fracaso, ya que los niños no se *"curaron."* El siguiente tratamiento experimental tomó a los niños por los diferentes estados psicológicos señalando que perdieron facultades por el hecho de crecer en una familia disfuncional. Lo que supuestamente produjo algunos casos de *"éxito"* en la cura de algunos niños, lo que nunca fue bien definido o explicado.

El Dr. Bruno Bettelheim, un historiador del arte de nacionalidad austriaca (a quien se le cuestionaron sus credenciales y credibilidad), sugirió que los niños *se vuelven* autistas debido a una conducta fría que reciben de sus madres. Se refirió a estas mujeres como "madre refrigeradoras." Más que ver el autismo como una condición neurológica, el Dr. Bettelheim culpa a la madre del niño, señalando que la distancia emocional, y el trato frío de ella lleva al niño al autismo. Esta sugerencia causó que la comprensión del autismo tomara una dirección incorrecta e impidiera un futuro progreso en la comprensión de este desorden.

Esta no probada y negativa teoría de Bettelheim causó sobre la madre un enorme estigma que en algunos perdura hasta nuestros días. Es común ver en los padres se culpan por el hecho de que sus hijos padezcan autismo. Algunos creen que no alimentaron con la comida correcta a sus hijos, que no los disciplinaron de la manera correcta, o que no les prestaron la suficiente atención, o que no actuaron como un buen modelo para ellos. La culpabilidad que sienten diariamente los padres de niños autistas es algunas veces abrumadora.

Vemos hoy que antes de los años 1900s, ningún diagnóstico de autismo se había hecho, lo que significa, claramente, que la gente no fue bien diagnosticada. Los niños eran diagnosticados con esquizofrenia infantil o varios desórdenes mentales. A partir de que el desorden fue reconocido, ningún estudio respetable ha indicado que el ambiente psicológico del niño, o el adulto, causen autismo. Nadie puede probar que el ser malos padres, descuido, o el dejar de hacer una u otra cosa sea la razón de esta condición.

Hoy se realiza una gran cantidad de investigación alrededor del autismo. Sin embargo una "cura" es aun desconocida. Un niño autista puede mejorar a partir de una educación apropiada, incluyendo una estructura de intervenciones apropiadas. Incluso si esto no produce una "cura," *proveerá* una vida mejor.

Cambios significativos pueden ocurrir en una persona autista, pero el hecho es que la persona *sigue siendo* autista. En este aspecto, el autismo es como la diabetes. El diabético puede ser inyectado diariamente, comer apropiadamente, ejercitar, y no mostrar signos de la enfermedad debido a que esta bajo control, pero el hecho es que la persona sigue siendo diabético y, un día u otro, el o ella van a tener síntomas de la enfermedad (estar en coma, perdida de la visión, o la remoción del limbo del cuerpo), lo mismo sucede con el autismo, el niño/adulto puede extinguir la conducta por años, al punto que la familia lo considera *curado*, y de repente un día, inesperadamente, desafortunadamente, la conducta puede regresar.

Mientras más niños son diagnosticados con el desorden, escuchamos más y más historias de padres que proclaman que sus hijos fueron curados del autismo. Como profesionista en el campo quiero creer que los niños fueron curados, desafortunadamente, justo como los expertos han sido incapaces de determinar la causa, coinciden en que no existe una formula mágica que cure esta condición. Creo firmemente que decir que el niño fue curado de autismo es, actualmente, dar falsas esperanzas. Prefiero enormemente animar a las familias a entender que el niño puede mostrar grandes progresos en varias áreas de su vida afectadas por el autismo. Esto no quiere decir que nunca va a existir una curación, ni tampoco quiere decir que tal vez existan niños que fueron curados, pero, en mi opinión profesional, hacer creer las familias que su hijo puede ser curado es, lo repito, darles falsas esperanzas.

LA SITUACIÓN ACTUAL

La hipótesis del Doctor Bruno Bettelheim de que el niño *se vuelve* autista debido a un ambiente frío, descuidado, distante y desconectado de la madre, retrasó el estudio del autismo por muchos años, afortunadamente, pesar de ello, otros lo desafiaron a mediados de los años sesentas.

El hijo del Doctor Bernard Rimland tenía autismo, y difería fuertemente con la idea de que la conducta de el o su esposa fuesen la causa del desorden del niño. Totalmente opuesto al concepto de Bettelheim de la "madre refrigerador," se enfocó en las bases biológicas del autismo. En 1964 publicó su libro *Autismo infantil: El síndrome_implicaciones para una teoría neurológica de la conducta.* La publicación este libro inició el cambio en las bases del entendimiento del autismo.

En los años setentas un movimiento para un mayor entendimiento del autismo se propagó en Suecia. La organización sueca, La Fundación Erica, inicio programas educativos y terapéuticos dirigidos a niños psicóticos. Las primeras clases, desarrolladas específicamente para niños autistas, iniciaron a mediados de los años setentas. Sin embargo continuaba la confusión entre autismo y psicosis.

Hoy en día existen investigadores alrededor del mundo trabajando para el mayor entendimiento de los misterios autismo. Como los estudios crearon mas programas útiles para el salón de clase y el hogar, estos niños y adultos afligidos con autismo están mejor atendidos. Al estar mejor atendidos, el autismo se vuelve una situación que puede ser abordada no importa que tan severo pueda ser el problema. Entonces, nos encontramos en el fin de la primera década del siglo XXI, y no existe aun una causa aceptable, o posibles causas, que provoquen el autismo. No existe una cura conocida, pero tenemos nuevas formas de ayudar a los niños autistas para llevar una mejor vida. Las cifras reportadas por Kanner en 1940 eran de 1 por cada 10,000. A principios del 200 estas cifras pasaron a 1 de cada 166, y hoy se considera que 1 de cada 150 niños nacidos en los Estados Unidos es diagnosticado con autismo. Estadísticamente cuatro de cada cinco niños con autismo son hombres. Parte del incremento del autismo se debe al hecho de que la definición se ha expandido. También muchos de los niños diagnosticados tienen una forma muy leve de autismo. De cualquier forma los números son asombrosos y continúan creciendo.

Lo que sabemos es que hay algo en los niños pequeños que los hace frágiles al autismo, algo sucede en su temprana edad que los lleva a ello. Algunos señalan a las vacunas, otros dicen que tiene que ver con una enfermedad viral, otro grupo cree que el ambiente juega un papel en la conducción al autismo, el hecho es que la causa real continua siendo desconocida. Los investigadores continúan sus estudios del autismo, seguramente en el futuro cercano conoceremos las causas de este síndrome.

¿Habrá una cura para el autismo? Mientras no conozcamos la causa del autismo no podremos tener una respuesta. Sabemos que un diagnóstico temprano es la clave para ayudar al niño para hacerle posible de recibir los servicios y tratamientos adecuados. Debemos ser optimistas, debemos ver con gran interés la investigación que se desarrolla y los estudios futuros.

SÍNTOMAS

Algunos niños son diagnosticados con autismo a muy temprana edad; otros hasta años mas tarde. El **diagnóstico** en la edad temprana es óptimo. Un diagnóstico temprano ofrece mayores esperanzas y regularmente mas ayuda para el futuro y éxito del niño. Los padres regularmente tienen un "sexto sentido" que les dice que su hijo es diferente. Desde el conocimiento del autismo, este se ha convertido exhaustivamente estudiado, diagnosticado, evaluado e investigado. Aún no existe una explicación definitiva de que causa el desarrollo del autismo en el joven, y, en un escenario similar, no desarrollarse en otro. Hoy tenemos limitado el diagnóstico del autismo a tres áreas claves: **Habilidades Sociales, Conducta**, y **Lenguaje.**

Las habilidades sociales son normalmente el diagnóstico más fácil que los padres pueden notar. Observan rápidamente que su hijo no esta "haciendo" las cosas que otros niños de su grupo son capaces de hacer. Por ejemplo, el niño se resiste a la cercanía que otros niños disfrutan con sus padres. Si usted trata de cargar a su bebe, acariciarlo, besarlo, u otro afecto, encontrará que ella o él se resiste o simplemente no muestra reciprocidad. Le llama al niño por su nombre y no responde, o simplemente le habla al niño y le ignora o no reacciona a sus palabras. Su hijo prefiere estar solo a la compañía de sus semejantes o padres en cualquier actividad. En mis años de trabajo con niños autistas la habilidad social que más noté fue la falta del contacto visual. El contacto visual entre dos personas es la habilidad social que la mayoría aprendemos automáticamente al minuto de nacer. El niño autista comúnmente no logra hacer el contacto visual. Éste o los tres síntomas no implican que necesariamente su hijo sea autista, solo un profesionista puede hacer el diagnóstico, pero si usted cree que su niño es "diferente" y él o ella exhiben uno, varios o los tres síntomas, es sabio visitar al especialista.

La conducta es otro indicador del autismo, ya que un niño autista está en movimiento constante, es difícil para él estar en un solo lugar, como sentado en la silla por cualquier periodo de tiempo. Él realizará continuamente movimientos repetitivos, tales como aplaudir, golpearse. Regularmente, tienen fascinación en un objeto particular con el que quiere jugar todo el tiempo, puede ser un balón, o un camioncito con llantas móviles; él parece conectado con el objeto.

El niño autista generalmente construye una rutina con la que se siente cómodo, y si en alguna ocasión esta rutina no es seguida, lleva al niño al rechazo o a la rabieta. La rutina y la familiaridad son importantes para el niño autista. Si por alguna razón la rutina necesita ser cambiada, el adulto debe de preparar para el cambio y estar listo a enfrentar las consecuencias. Finalmente, el autista tiene severas reacciones a la luz, sonidos fuertes, grupos grandes de personas, lugares desconocidos, etcétera. Y el niño autista puede no estar al tanto del dolor físico en la manera en que su hermano o hermana no autista lo es. El niño puede constantemente golpear su cabeza, jalar sus párpados, o llevar a cabo una serie de manipulaciones físicas.

Una de las situaciones mas difíciles que enfrente con un niño autista fue cuando mi estudiante de 11 años empezó a sacarse los dientes (El caso de este niño, Bobby, es tratado en el Capitulo 5). En el salón de clase le dábamos crayones, plastilina, y otros objetos para que ocupara sus manos, trabajábamos constantemente para evitar que atacara a sus dientes. Debido a que el niño vivía con sus abuelos, les notifiqué en cuanto inició con esta conducta. El abuelo me señaló que jalaba sus dientes de bebe, y le expliqué que el día anterior removió uno de sus dientes permanentes. No tuve éxito en explicar la situación al abuelo, por lo que contacte al psicólogo escolar, ella se reunió con nuestro equipo y revisamos como con Bobby en aras de prevenir su conducta. Sin embargo, mientras estaba en casa retiro tres de sus dientes en menos de una semana. Esta conducta la abandonó (afortunadamente mientras estuvo conmigo en clase no se repitió), y la reemplazó dibujando caracteres violentos usando solo crayón negro indicando que cada sujeto de sus dibujos estaba envuelto en alguna situación mortal.

La falta de habilidades lingüísticas puede ser muy frustrante para los padres. Un niño autista puede aprender a hablar, comunicarse e incluso conversar y repentinamente olvida todo. El niño abandona y no habla por un largo periodo de tiempo, algunas veces para siempre. Algunos niños nunca podrán verbalizar palabras que otros puedan entender, otros aprenden frases que repiten una y otra vez (ecolalia). La frase suele ser de una grabación o de un programa de televisión que el niño escuchó. Los padres pueden emocionarse al escuchar a su hijo repetir una frase, pero esta no significa nada para el, es solo algo para repetir y repetir.

El niño autista normalmente tiene un retraso en las habilidades de lenguaje. Puede no realizar formas de comunicación hablada hasta mucho después que un niño de su misma edad ha comenzado a hablar. Puede no hablar de la forma en que consideramos "normal," puede balbucear, cantar las palabras, hablar monótonamente, o simplemente vocalizar diferente. Todo esto es común en quienes padecen el autismo.

Formas inusuales de habilidades sociales, conducta o lenguaje no significan que el niño es autista. De cualquier forma si usted esta preocupado, es una razón suficiente para evaluar al niño. El autismo **debe** ser diagnosticado por un *profesional*. Lo más pronto que el diagnóstico es realizado, lo mejor será para su hijo. No se tarde, no presente excusas, no recurra a un estado de negación. Entre más se tarde para enfrentar el problema, más largo será el periodo en que ha su hijo se le negarán los servicios que le ofrezcan un mejor futuro.

CAPÍTULO 3

CHERI –

LA FUERZA DE UNA SUPER NIÑA

El primer día que di una clase para niños autistas conocí a una niña de nueve años de edad, Cheri. Era una niña alta y delgada afro-americana con una gran hermosa sonrisa. Ella estuvo en el salón de clase adjunto al mío los tres años anteriores.

Los padres de Cheri estaban muy dedicados a sus hijos, su hijo adulto aún vivía en casa, su otra hija, también autista, estudiaba en la misma escuela de Palos Verdes. A diferencia de su hermana, que vivía en casa, Cheri presentó tales dificultades físicas imposibles de controlar por sus padres, que la tuvieron que internar en una casa grupal.

A primer hora del primer día en mi nuevo salón de clases, repentinamente escuche al asistente educativo que trabajaba con ella gritar su nombre. Paré el trabajo que realizaba con otro estudiante, me levanté, y vi a Cheri corriendo por el salón, estaba desnuda, se había quitado la ropa mientras trataba el asistente educativo en vano calmarla y sentarla. De lo siguiente que me enteré, fue que abrió la puerta trasera del salón de clase, afortunadamente tenia reja, pero luego partió al salón contiguo al nuestro.

Me mortifiqué, no tenia la más mínima idea de cómo

tratar a esta joven niña. La perseguí al siguiente cuarto en el momento en que se encaminaba a la puerta frontal. Cuando llegué a la puerta del frente ya se encontraba *calmada* junto a su asistente, Leilani Parquer, una asistente educativa de excelencia, quien la calmó con un icono, una carta comunicativa que mostraba una piscina con un punto rojo cruzada con una "X" Leilani le entregó la carta a Cheri y ella entendió al instante de que *no era* el momento de ir a nadar la piscina. Leilani le entregó otra carta con otro icono que le indicaba que debía vestirse. Cheri regresó al salón de clase en el que tiró su ropa vistiéndose con la misma rapidez con la que antes se desvistió. No sería ultima vez en que Cheri se desvistiría, en realidad lo hacía constantemente.

Cheri era incapaz de tener contacto visual, una de las categorías prevalecientes del autismo. Incapaz de hablar, fuera de sonidos guturales, ella prefería estar sola, no quería a ningún estudiante cerca de ella. Definitivamente Cheri era el ejemplo clásico de un niño autista si es que existe tal cosa.

EL ÁRBOL DE LIMÓN

Cheri desarrolló rápidamente una nueva conducta, bajando del autobús escolar iba al árbol de limón y cortaba uno, al pasar los días nos dimos cuenta que la condición de la fruta, verde o madura, no tenía para ella la menor importancia, lo importante era la acción. Su antiguo maestro trató de parar esta conducta, en ese momento ella se tiró al suelo y se fue en una profunda rabieta. Sentada en el suelo levantó su pierna derecha y comenzó a golpear su cabeza con su rodilla. Pedí inmediatamente a uno de los asistentes traer una almohada, debido a experiencias pasadas me señalaron que la rabieta la tendría por largo tiempo. Cheri necesitaba su espacio y su tiempo y la rabieta duraría hasta que Cheri estuviese lista para terminarla. Cuando la almohada llegó, la sujetamos a su rodilla para amortiguar los golpes en la cabeza.

No era sorprendente que los otros maestros tuvieran problemas para separar a sus alumnos de la escena y llevarlos a clase; todos los niños estaban intrigados con la rabieta de Cheri. Di instrucciones a mi asistente de llevar a nuestros alumnos al salón mientras yo acompañaba a Cheri. Tarareando una canción que ella ya me había escuchado tararear, eventualmente comenzó a tararear conmigo, Despacio, después de unos quince minutos, su cabeza comenzó a escuchar y de repente con una sonrisa en su cara saltó de pie y corrió a la clase.

Al terminar las clases, el anterior maestro de Cheri vino a hablar conmigo sobre el "incidente del limón": en esencia me dijo que no debo permitirle tomar limones todas las mañanas, luego procedió a decirme lo que necesitaba hacer con Cheri, y cómo hacerlo. Entiendo la preocupación de mi colega, pero también lo siento un poco desplazado. Después de enseñar por tres años a Cheri, ella entendió que la niña tenía una mente propia y que su situación era mucho más complicada. Estas cosas no son negras o blancas, le respondí.

Al siguiente día reasigné un equipo permitiéndome trabajar con Cheri. Llego el autobús, esperé a que ella saliera del autobús y le di un limón. Perfectamente contenta ella continuó a su salón de clase. Posteriormente hablé con la psicóloga de la escuela y le pregunté si mi acción fue correcta, después de todo al darle a Cheri un limón era como darle un soborno. La psicóloga me respondió que tenía yo a otros estudiantes, además del equipo y otros maestros a quienes tomar en cuenta, y la rabieta de Cheri afectó a todos, la psicóloga llegó al punto de que no era una buena forma de comenzar el día, entonces, con su aprobación tácita, continúe.

Unos días después, en una mañana lluviosa, Cheri bajó del autobús, ignoró al asistente y corrió al limón, me molesté un poco pero entendí que ella tenía diferentes necesidades este día La seguí al árbol, tomé su mano y la dirigí al salón de clase. Sentí las vibras de su anterior maestra dirigidas a mí de una manera negativa, sabía que estaba siendo observado por ella.

Entendiendo que la conducta diferente de Cheri continuaría, discutí el tema con el equipo, un asistente propuso una excelente idea, que el camión parara en otro lado, en vez de parar por el frente, con los limones a la izquierda, que entrara por atrás, haciendo a Cheri entrar por la parte trasera a lado del jardín adjunto, así ella vería el juego de pelota fijada al cordón del poste, que ella tanto amaba. Ella lo jalaba, lo tomaba, lo tocaba, y asumimos que tocándolo y jalándolo, lograría algunas de las necesidades sensoriales que ella tenía. Este plan fue todo un éxito. De cualquier manera luchamos por la "batalla del limón" por todo el año escolar, ella tendría días, a veces semanas, en que tomar un limón del árbol con sus manos no le apetecía. Entonces, saliendo de la depresión, presentaba una conducta opuesta. *Es importante recordar que esto con un niño como Cheri-el patrón va y viene.* Algunas veces esta conducta se va por largo tiempo, y luego en el momento menos esperado regresa. Algunas veces, excepcionalmente, la conducta no regresa.

RESPUESTAS RÁPIDAS

Cheri creció en los tres años que estuvo en mi salón de clase, siempre muy larga y delgada, nunca ganó peso, independientemente de cuanto comiese, tenía un apetito voraz, si uno de los asistentes dejaba un refresco en la mesa, Cheri lo tomaba con la velocidad de la luz. Recuerdo un día en que yo comía un dulce, apenas le di una mordía, cuando me la arrebató llevándola a su boca Cheri. Cuando hablo de la velocidad con que ella se movía, no exagero: ella podía arrebatarte la comida de las manos, llevarla a su boca y comerla antes de que alguien pudiera reaccionar.

Varias veces tuvimos dificultades en los almuerzos y en las comidas debido a que Cheri tenía una fuerte necesidad de tomar comida de diferentes mesas. Este problema llegó a ser tan significativo, que tuvimos que discutirlo en una reunión. Un asistente quería sentar a Cheri mientras comía, yo me opuse, sabiendo que resolvería el problema, pero que aislaría a Cheri del equipo y de sus compañeros. Otra idea era la de hacer comer a Cheri a diferente hora y que jugara en el jardín mientras los otros comían. De nuevo, esto resolvería el problema, pero no entrenaría a la niña a sentarse con otros y a tener un buen comportamiento. Finalmente, acordamos que pondríamos a un miembro del equipo sentado junto a Cheri, monitoreando sus hábitos alimenticios.

Inicialmente a Cheri no le gustó tener contacto cercano con el asistente, entonces rotamos los asistentes y vimos que dos de ellos a ella no le agradaban, de cualquier manera continuamos sentando y monitoreando lo que ayudó a solucionar el problema en gran medida. A pesar de todo, hubo veces en que era capaz de quitarle la comida al vecino antes de que la pudiéramos parar.

ICONOS

Cheri no hablaba, entonces le dábamos un icono cada vez que ella tomaba la comida de otros, el que decía "No," a la vez que lo decíamos verbalmente mientras tratábamos de remover la comida de sus manos antes de que la llevara a su boca, lo que usualmente era imposible. Como en sus otros patrones de conducta, el tomar la comida era por un tiempo una acción violenta, y luego tal vez desaparecería por unos días. Controlamos el problema, como lo hicimos con muchos de los problemas con los otros niños autistas, pero el problema nunca fue resuelto.

A Cheri regularmente le agradaba hacer sus tareas escolares, sin embargo cada vez que se le daba una nueva tarea, regularmente se frustraba, lo que algunas veces la llevaba a las rabietas. Seguimos el procedimiento **TEACCH**, de ubicar sus tareas próximas a ella, en el orden en que ella las cumplía. Aprendimos rápido que era mejor remplazar una nueva tarea por una vieja, si ella se frustraba, podíamos darle la nueva tarea el siguiente día. Cada vez que aprendía una tarea, ella era capaz de terminarla rápidamente. Siempre tratamos de tener un menú con varias tareas viejas (para revisar las lecciones), varias recientemente introducidas (para desarrollar la maestría) y una tarea nueva, lo que funcionó bien y que fue aceptado por ella. Sin embargo hubo momentos en que ella trató de arrebatar una tarea que quería hacer y de tirar con la mano la que no deseaba.

El equipo llevaba a los estudiantes a pasear por la ciudad cada día, algunos estudiantes gozaban esta experiencia, otros no. Yo personalmente creo que es una parte importante de su programa educativo, salir ver el mundo e integrarse a la comunidad. Un día de la semana caminábamos al restaurante más cercano de comida rápida y comíamos ahí. Puedo decir, sin lugar a dudas, que Cheri gozaba esto más que nadie. Cuando tomaba el icono de comida rápida de su tarjetero de iconos, se emocionaba mucho y la sonrisa le hacia brillar su cara.

Un día, al acercarse el fin del año escolar, agrupamos a nuestros estudiantes asignados, fuimos a la puerta, y avanzamos a nuestro *"premio,"* no teníamos ni idea de cómo los niños se comportarían. Cuando entramos al restaurante, su personal era generalmente caluroso y amable. Los otros comensales regularmente mostraban como que no podían entender lo que pasaba. Algunas veces teníamos algún cliente verdaderamente amable que venía a platicar con nosotros y nos mostraba una gran amabilidad, pero generalmente no era el caso.

Como esto era una lección para nuestros estudiantes: estar en la comunidad y juntarnos con otros en el restaurante, seguimos rápidamente la rutina de sentar a nuestros estudiantes en el área que era la indicada para nuestras necesidades. Para aquellos estudiantes a los que se les hacáa muy difícil sentarse, tendríamos personas designadas del equipo para sentarse cerca de ellos y se ocuparían de atenderlos mientras llegaba la comida.

Un día al entrar al restaurante, Samir (tratado en el Capítulo 11) corrió hacia adentro, arrebató una hamburguesa de un cliente, la retacó en su boca y la tragó antes de que pudiésemos llegar a él. El cliente estaba sorprendido y fue amable, además eventualmente entendió la situación. Henry de Leon, uno de los mejores asistentes educativos con los que he trabajado, fue a discutir la situación con el cliente y le explicó que le ordenaría una nueva hamburguesa. *La situación se repitió más de una vez.*

Hubo estudiantes con los que tuvimos rabietas al interior del restaurante, lo que fue siempre una situación difícil porque los niños querían algo que no podíamos entender. Y como siempre los otros clientes no entendían lo que pasaba, las experiencias al interior del restaurante fueron definitivamente únicas y comúnmente algo para lo que no podíamos estar preparados con antelación.

RABIETAS

En este día en particular, Cheri no quería salir del restaurante de comida rápida. Eventualmente pudimos sacarla y continuó caminando con uno de los asistentes sin ningún problema, finalmente cuando llegamos a la escuela, Cheri se tiró sobre el borde del pavimento de la calle y se presentó en completa rabieta. No podíamos levantarla de ahí. Mientras los otros estudiantes se ponían ansiosos, le pedí al personal de ir al salón de clase mientras me quedaba con Cheri.

Era una pesadilla, Cheri se recargaba en su espalda, daba de patadas al aire, movía sus brazos hacia el frente y hacia atrás, y gritaba histérica. Removí el paquete de gasa del equipo de primeros auxilios que siempre llevaba conmigo y planeé usarlo en caso de que comenzase a golpear su cabeza. La rabieta de Cheri, ni aumentó, ni se calmó, varios carros pararon (sé que algunos pensaron que yo lastimaba a Cheri) pero no se me acercaron. Otros ofrecieron ayuda, misma que tuve que rechazar. Cada auto que pasaba disminuía la velocidad de tal forma que sus ocupantes mostraban sorpresa. La situación era surrealista, nadie podía entender y era imposible explicárselos. La rabieta de Cheri fue más larga de lo que yo pudiera imaginar, cada segundo parecía minutos, eventualmente usando mi teléfono celular llamé al salón de clase y pedí que Marciel Bennett, otro de mis fantásticos asistentes, viniese y trajera algo, lo que fuera que pudiera calmarla. Marciel llego rápido, una joven filipina con una suave y gentil voz, ella se arrodilló detrás de Cheri, golpeó su espalda, y en minutos vi como Cheri saltó de nuevo sonriendo. Sentí como una gran cantidad de estrés dejo mi cuerpo y como era remplazado por una tremenda cantidad de felicidad y agradecimiento.

Hacia el fin del año en mi clase, la conducta de Cheri y las rabietas fueron creciendo severamente, de hecho, eran cada vez mas aterradoras. Las rabietas ocurrían varias veces al día, a veces con más frecuencia, algunos miembros de mi equipo pidieron que no se les pusiera de uno en uno con Cheri ya que se volvió muy fuerte y se ocupaban dos o tres para redirigir su conducta.

Por varios días use mi cámara de video para grabar sus rabietas, lo hice debido a que sus rabietas eran tan severas que era difícil para cualquiera imaginar que tan significativas habían llegado a ser. Mi equipo y yo quedamos sin ideas de cómo redirigirla, y nuestra fuente usual de ideas, fallaba cada vez más.

Arreglé una reunión para que asistieran los miembros claves del equipo con los asistentes educativos, el propósito era hacer que los directivos vieran los videos de las rabietas de Cheri. Había llegado a punto en que temía por Cheri y lo que podría suceder si continuaba escalando su conducta. Sentía que no recibía el apoyo suficiente de la dirección para tratar con esta joven señorita. De cualquier manera me sentía completamente responsable de ella, a pesar de sentir que llegaba al punto de ser incapaz de llenar sus necesidades.

Después de ver el video, la "solución" fue llevar al psicólogo a visitar nuestra clase y observar a Cheri cuando tuviese una rabieta. A partir de esto, mientras la psicóloga mas observaba, tenía menos respuestas. Tratamos todo lo sugerido, incluso cuando la psicóloga escuchó a Cheri lanzar una rabieta y vino a nuestro salón, fue incapaz de ayudarnos a bajar las rabietas o reducir su severidad.

La dirección se reunió de nuevo, finalmente, uno de los directivos llamo 51/50 a Cheri. 51/50 implica llamar a la policía que llega junto con los bomberos y la ambulancia. La policía observó y luego evaluó al estudiante para ver que pasos tomar. En este caso los policías decidieron que Cheri necesitaba ser llevada en la ambulancia al hospital más cercano para ser observada. Ese día Cheri golpeó tan fuerte el piso con su cabeza en varias rabietas que resultó con moretes en varias partes de ella.

Después de que regresó a mi clase las rabietas continuaron más y más severas. Me preocupé y continúe discutiendo mis preocupaciones con la psicóloga así como con los directivos del programa. Poco antes del fin del año escolar, la administración determinó que Cheri empezaba a ser una amenaza para ella y para el equipo de trabajo, que ya no podía seguir en el salón de clase. Se le retiró y fue llevada al internado ante el tutor hasta que, eventualmente, se le ubicó en una escuela privada especializada en esa conducta.

Es un desagradable sentimiento de fracaso, como maestro, tener un estudiante en mi clase por cerca de tres años, ver varios de sus éxitos y luego que termine en esta forma. Esta bella joven, tan fuerte, tan determinada, y tener tan severo autismo. Espero que alguien pueda descubrir y entender el mundo de Cheri.

CAPÍTULO 4

DETRÁS DE LA ESCENA –
¿QUÉ CAUSA EL AUTISMO?

Cuantos millones de veces se ha hecho esta pregunta: ¿Qué causa el autismo? A la fecha no existe una respuesta definitiva, lo que causa que los padres, educadores, investigadores, y toda la gente que trabaja con este desorden estén más y más frustradas. Se tuvo conocimiento del autismo a principio de los años 1900s, seguido de algunas investigaciones serias en los años 40s y otros varios estudios conducidos en otros tiempos. Apenas recientemente las becas, fundaciones, científicos, educadores, e investigadores han dado todo para determinar las causas, dando esperanza de llegar a un mejor entendimiento de esta discapacidad y ayudar a aquellos golpeados con el autismo para vivir mejor y más felices.

En los últimos veinte años se han sugerido diferentes causas del autismo, pero las respuestas no se conocen y las razones continúan incompletas. Algunos padres creen fuertemente que existe una relación con las vacunas y el autismo. No existe prueba accesible. De cualquier manera la investigación continua. La sugerencia de que el autismo esta ligado al sistema inmunológico. Otros creen que la toxicidad del medio ambiente juega un gran papel. El

31

cerebro es otra área de investigación, estudios recientes parecen indicar que los autistas tienden a tener cerebros más grandes. Muchos investigadores coinciden en que la herencia es uno de los mayores contribuidores, hasta hoy genes específicos que lleven al desorden no son conocidos. Muchos padres ponen dietas especiales a sus niños autistas, libre de harinas y de caseína, creyendo que estos alimentos contribuyen a producir los síntomas autistas del niño.

En lo que la mayoría esta de acuerdo es que *nada causa* el autismo: es una colección de causas.

Después de enseñar a niños autistas por varios años conozco de primera mano la frustración, el dolor de corazón, la confusión frustrante para los padres del **"no se conoce"**. La mayoría están tan dedicados a sus hijos con esta discapacidad que están dispuestos a tratar lo que sea para ayudar: cambiar la dieta de sus hijos, dar diferentes tipos de vitaminas, buscar una cura en la medicina alternativa. Si bien pueden encontrar algunos cambios positivos o alivio, el punto es que su hijo sigue siendo autista, y hoy por hoy, no existe cura conocida que por si sola entienda las causas del autismo.

Exploremos algunas áreas en la que los investigadores están concentrando su relación con el autismo.

LAS VACUNAS Y EL AUTISMO

En 1988 se realizó un estudio de niños autistas mismo que levantó la pregunta sobre la relación entre la vacuna del sarampión, viruela y rubeola, y el autismo. La sospecha de la relación entre la vacuna y el contenido de la capa de mercurio del preservativo timerosal *(el timerosal es un preservativo que contiene mercurio y que es usado en las vacunas desde los años treinta conteniendo 46.9% de mercurio etílico, siendo esta la segunda substancia mas dañina para los humanos).*

Algunos padres expresaron que el autismo siguió a la vacuna señalada, por lo que persistieron en creer que las dos están relacionadas, a pesar de que la ciencia médica sugiere que la relación sólo fue circunstancial. ¿Es sólo coincidencia o es posible que la vacuna sea causante del autismo? Poca gente sabe que el estudio señalado de 1998 comprendió a *solo 12 niños,* lo que es poca evidencia para tomar una decisión definitiva.

El año siguiente la Administración de Drogas y Alimentos de los Estados Unidos (FDA por sus siglas en inglés), revisó el uso de timerosal en las vacunas de los niños y concluyó que no hay evidencia que sugiriese el daño. De cualquier manera se recomendó retirar el timerosal de las vacunas que se aplican generalmente a los bebés.

A mediados del 2001 se determinó que el timerosal usado en las vacunas de los jóvenes no es dañina (usada como preservativo). De cualquier manera la vacuna causa hinchazón y rozadura en el área de la inyección.

En enero del 2003 las últimas vacunas para niño que contenían timerosal como preservativo expiraron. En el mismo año se realizó un estudio para determinar la relación estadística entre las vacunas con timerosal y el autismo. De nuevo el estudio no encontró ninguna relación. Los estudios en Dinamarca y Suecia observaron que la tasa de autismo continúa creciendo a pesar de que el timerosal fue removido de las vacunas varios años antes.

El CDC declaró en 2007 que "la evidencia de varios estudios que examinan la tendencia en el uso de vacunas y los cambios de frecuencia en el autismo no señalan una relación entre ambos," sin embargo el CDC en 2008 condujo un estudio sobre el timerosal y el autismo, el estudio fue llevado en tres organizaciones que gestionan cuidado para determinar si hay una relación ente el timerosal y el autismo.

Entonces, con el CDC haciendo nuevos estudios en 2008, esto plantea la pregunta de cómo alguien pude señalar que no existe relación entre el timerosal y el autismo, cuando el CDC ve la importancia de continuar los estudios al respecto. Esto me hace creer que *no se ha* determinado si el timerosal sea una causa que contribuye al autismo, ya que no se ha determinado si lo es . Los estudios *continúan*. El CDC *continúa* recomendando dos dosis de la vacuna triple para todos los niños.

¿Es la vacuna triple *definitivamente* segura para exponer al niño con autismo a la fórmula que no contiene timerosal? La respuesta a esto es también cuestionable, los estudios no han encontrado una relación entre el autismo y la vacuna triple. En el Reino Unido, por ejemplo, se realizó un largo estudio en el que se involucró a 498 niños nacidos ente 1979 y 1998. Concluyeron que el porcentaje de niños con autismo *que recibieron* la vacuna triple era el mismo porcentaje de niños que no presentaban este problema. También determinaron que no existía diferencia en la edad de diagnóstico de autismo en niños vacunados contra niños no vacunados con la triple. Y se ha determinado que la vacuna triple contra el sarampión, viruela y rubéola, es efectiva. El Instituto de Medicina en 2004, reportó que no existe relación entre el autismo y la vacuna triple, o vacunas que contienen timerosal.

El *Denver Post* reportó en marzo del 2008 que "hay 16 estudios independientes llevados a cabo en cinco países, incluyendo a millones de niños que no han encontrado una relación entre vacunación, vacunas, o preservativos de vacunas y el autismo." El artículo continua, "Simplemente no puede haber otra conclusión que a la que ha llegado el Instituto de Medicina: Las vacunas no causan autismo." Hoy no podemos responder a la pregunta *¿Las vacunas causan autismo?* No tenemos evidencias suficientes de una manera o de otra. Si decimos *"Sí,"* entonces miles de padres optarían por no vacunar a sus hijos contra enfermedades pavorosas, y si decimos *"No,"* entonces debemos ver a los padres que tienen hijos "normales" antes de las vacunas y que desarrollan un tipo de síntomas autistas poco después. Como padre es imperativo que le preguntes a tu doctor el nombre del productor de la vacuna y el preservativo que se usó en ella, y entonces hacer tu propia investigación.

EL SISTEMA INMUNOLÓGICO Y EL AUTISMO

Hace varios años investigadores del Instituto de Medicina Johns Hopkins en Baltimore, señalaron de que había claros signos de inflamación en algunas personas con autismo, no pudieron concluir, sin embargo, que la inflamación causa el autismo o que es resultado de él. Un año después fue señalado por investigadores del Instituto del Cerebro de la Universidad de Davis, que los niños autistas tiene 20% mas de células B (célula inmunológica que produce anticuerpos), y 40% mas de células asesinas (células de ataque que luchan contra los tumores y los virus), de modo que el estudio continua tratando de determinar la relación, si es que existe alguna, entre el autismo y el sistema inmunológico.

Otro estudio del Centro del Niño del John Hopkins,

reporta en el número de febrero del 2008 de la revista *Journal of Neuroimmunology,* que "las madres de algunos niños autistas han hecho anticuerpos a sus fetos durante el embarazo que cruzaron la placenta y causaron cambios lo que los llevo al autismo." Esta investigación sugiere otra relación entre el sistema inmunológico y el autismo, los investigadores dicen que "estudios futuros serán necesarios antes de determinar que... anticuerpos particulares que en efecto cruzaron la placenta y causaron daño al cerebro del feto. El solo hecho de que una mujer embarazada tenga anticuerpos contra el cerebro fetal no quiere decir que va a dar a luz a un niño autista."

En otro reporte reciente, conducido por 11 investigadores del Centro Medico de la Universidad de Davis, muestra como los genes reaccionan en la sangre del niño con o sin autismo. Determinaron que hay similitudes en todos los jóvenes autistas. Uno de los aspectos más intrigantes del estudio es que el niño que desarrolla el autismo en un periodo tardío, aproximadamente a los 18 meses de edad, tiene aproximadamente 500 genes que empezaron diferentes a los de los niños con autismo temprano. Uno de los investigadores, el Dr. Jeffrey Gregg, señala "que podemos sugerir que esos dos grupos son muy diferentes y pueden tener una diferente causa patológica."

El Dr. Andrew Zimmerman, un pediatra en neurología, señala que "después de 20 años de investigación...los investigadores han encontrado que hay diferencias entre el sistema inmunológico de los niños con autismo y quienes no lo tienen. Una variedad de estudios muestran que entre el 30 y el 70% de los niños autistas tienen 'distintas anormalidades' en su sistema inmunológico, incluyendo: decrecimiento en el número y en el tipo de células T, diferencia en la función de linfocitos y un decrecimiento de 'células naturales asesinas.' Todo esto puede servir para incrementar su susceptibilidad a la infección."

La situación desafortunada, como varias otras en los estudios previos en otras áreas, es que el sistema inmunológico *probablemente se relaciona* de alguna forma con el autismo. Existen numerosas investigaciones en el campo del sistema inmunológico en relación al autismo, en el que se encuentran muchas sugerencias para relacionarlo. Sin embargo, ninguna de las teorías, investigaciones, sugerencias y lo demás, nos provee de una respuesta definitiva. Hasta que exista una respuesta definitiva continuarán los estudios e inevitablemente sugiere casos adicionales entre el sistema inmunológico y el autismo.

EL MEDIO AMBIENTE Y EL AUTISMO

Algunas personas tienen una percepción errónea sobre el medio ambiente y como se relaciona con el autismo: quiero decir que mucha gente no esta al tanto de que tan extensivo es el concepto del "ambiente" y su relación con este desorden. Cuando pensamos en el ambiente pensamos en el aire que respiramos, las toxinas en el aire, y los pesticidas que afectan la vida humana en alguna manera.

Lo que no pensamos es sobre las categorías acumulativas que hacen nuestro "ambiente" en relación al autismo. Es importante para las futuras madres el pensar más en el ambiente, hacer investigaciones futuras y entender mejor la relación del ambiente antes, durante, y después del nacimiento.

Si vemos el panorama completo podemos dividir el ambiente en prenatal, perinatal, y posnatal en términos de su relación con el autismo. Existe muy poca investigación para confirmar que cualquiera de los siguientes factores ambientales contribuye al autismo, todos ha sido *sugeridos* como posibles factores. Recomiendo que las madres futuras consideren estos factores y realicen investigaciones futuras al respecto.

El ambiente prenatal puede incluir casos de estrés. Todos nosotros sufrimos cierto grado de estrés en nuestras vidas, y el embarazo, por supuesto, proporciona un estrés adicional. Regularmente no podemos controlar lo que pasa en el trabajo, lo que sucede entre nuestras familias, la conducta irresponsable del futuro padre, y toda la desconocida cotidianidad que causa el estrés. Un estudio relacionado con ratones, indica que el ultrasonido puede se otro factor ambiental. La futura madre puede sobrellevar dichas posibilidades estando bajo cuidado medico.

Los teratógenos pueden causar defectos de nacimiento, estos agentes ambientales, además de causar defectos de nacimiento, se han presentado como posibles causas de autismo. Alguna evidencia indica que existe un pequeño riesgo de exponer al embrión a infección de rubéola y otros agentes. La duda sobre el etanol (alcohol de grano) y su relación con el autismo sigue siendo desconocida. Es por ese teratógeno que parece actuar durante las primeras ocho semanas de la fecha de concepción.

Los pesticidas pueden jugar un papel durante las primeras ocho semanas de gestación, se descubrió en 2007 por el Departamento de Salud Publica de California, que las mujeres que viven cerca de los campos agrícolas regados con varios pesticidas son muchas veces mas propensa a dar a luz a niños con autismo. La proximidad de los campos y la frecuencia del riego de pesticidas determinan la posibilidad de que un niño nazca con ese desorden.

Otros contribuidores ambientales prenatales incluyen cosa como el acido fólico, anticuerpos maternales y testosterona fetal.

La segunda categoría, *Ambiente Perinatal*, es generalmente sabido que se inicia entre la vigésima y vigésimo octava semana de gestación y termina entre la primera y cuarta semana después del nacimiento. Se sugiere que el autismo este relacionado a una condición perinatal u obstétrica, como bajo nivel de nacimientos, la duración de la gestación e hipoxia durante el proceso de nacimiento. Esta área de estudio está en gran necesidad de estudios posteriores.

Es necesario señalar que el fumar está en esta categoría. La sociedad rechaza el cigarrillo más y más, y esto es particularmente real con la madre que espera. Es esencial que las mujeres abandonen el hábito de fumar, especialmente si espera estar embarazada. Esto es algo positivo que puede dejar de hacer la madre por su hijo, no solo por el autismo, sino por todos los posibles daños que se le pueden causar al bebe.

El Ambiente Posnatal tiene varios estudios y esta categoría ha sido y sigue siendo sujeto de controversia. El ambiente Posnatal incluye desde todo: desde las vacunas, el ver televisión, el uso de utensilios inalámbricos hasta la higiene excesiva. Las vacunas, por supuesto, continúan siendo objeto de investigación por numerosos investigadores. Las otras áreas ofrecen pocos estudios y ciertamente ninguna prueba de asociación con el autismo.

Otras posibilidades sugeridas en esta categoría incluyen desde la infección viral, enfermedad del sistema autoinmune, el síndrome de leaky gut, estrés oxidativa, vitamina D y muchas más. El área de estudio del ambiente posnatal es realmente en su infancia y un estudio confiable y creíble no ha sido realizado. Las ideas enumeradas comúnmente causan miedo en las madres, es por ello que es importante para la mujer preocupada el hacer futuros estudios en cada una de estas áreas, discutir las posibilidades con quienes la asisten en la salud y hacer decisiones racionales basada en hechos y no en ficciones o rumores.

EL CEREBRO Y EL AUTISMO

Se dice que los adultos con autismo tienen el cerebro "conectado" diferente a las otras personas lo que los hace pensar diferente. Los niño autistas tienen un cerebro de cinco a diez por ciento mayor que el tamaño normal, esto *puede* causar remodelación, lo que en un niño autista, puede no darse correctamente.

El uno por ciento de quienes tienen autismo sufre un estiramiento del ADN en la cromosoma 16, lo que puede causar tardanza de desarrollo. Se ha descubierto también que la comunicación entre el área frontal y posterior del cerebro, que es la que contiene el área social, es diferente en aquellos con autismo. Esto puede resultar en dificultades de procesamiento de las intenciones hacia los otros.

Estos son solo cuatro posibles escenarios de lo que pasa en el autismo en relación con el cerebro, existen muchos otros estudios en proceso relacionados con las posibilidades propuestas para ser investigadas en este campo. El cerebro es tal vez una de las áreas mas estudiadas en el campo del autismo.

Diferentes investigadores señalan que partes del cerebro afectan directamente aspectos de la vida cotidiana del niño autista. Lo que me parece interesante es el hecho de que diferentes investigadores han conducido varios estudios cada uno concerniente con un área pequeña del cerebro, haciendo esto descubren que diferentes áreas y diferentes componentes del cerebro provocan causas que llevan al autismo. Considerando que diferentes partes contribuyen ha diferentes cosas ¿no parece sensible *asumir* que el cerebro es la mayor causa que conduce al autismo? ¿O es una explicación muy simple?

Los investigadores han aprendido que no sólo el raciocinio, la conducta social y la comunicación contribuyen al autismo, sino que el autismo puede ser afectado por todo el cerebro. Un estudio de CPEA (Programa Colaborativo de Excelencia, por sus iniciales en ingles) ha descubierto el hecho de que el autismo, en efecto, afecta una serie de habilidades tales como la memoria, la percepción sensorial, y el movimiento, su conclusión lleva a la explicación de que varias partes del cerebro de una persona autista tienen dificultades para trabajar en conjunto para realizar tareas difíciles.

Indicaciones actuales muestran que las personas autistas tienen déficit en varias funciones cerebrales. Como resultado los científicos creen que el autismo es producido por la incapacidad del cerebro para conjuntar datos complejos de varias partes del cerebro.

GENES, HERENCIA Y AUTISMO

En numerosos estudios se sugiere que el autismo tiene una influencia genética, el problema es que pocos genes han sido identificados como implicados en este desorden. Los investigadores creen que en la mayoría de los casos de autismo se es influenciado por docenas de genes defectuosos o por una rara mutación espontánea.

Han habido, y así continuan, muchas investigaciones en el área de los genes y la herencia en relación al autismo. El entendimiento de esos términos es necesario antes de profundizar al respecto. Un gen es la unidad biológica básica de la herencia y la herencia es la transmisión genética de las características de los padres a los hijos.

Existe un gran número de estudios en curso para determinar si existen específicos genes que corren en familias que tienen un niño con autismo. En un estudio reciente Jonathan Sebat y Michael Wigler descubrieron que el 10 por ciento de los pacientes autistas que estudiaron tenían *evidencia* de pequeñas mutaciones espontáneas en los cromosomas, cada una envolviendo diferentes genes. La importancia de esto es que las mutaciones espontáneas indican que no fueron heredadas.

En otro estudio Pat Levitt, directora del Vanderbilt Kennedy Center en Tennessee, report, "En autismo existen un cierto número de individuos que tienen una mayor variación en el número de *copias* de genes. En muestras sanguíneas de los pacientes autistas y un número igual de sus hermanos y padres no afectados, el 10 por ciento de ellos tenían *mutaciones genéticas* comparados con el 1 por ciento de aquellos del grupo controlado."

De acuerdo a Sebat, sin embargo, las mutaciones aparecen en diferentes partes, lo que sugiere, "que hay tantos posibles lugares en los que uno puede ser alcanzado." Sebat piensa que los científicos podrán eventualmente figurar que hace cada uno de estos genes, "entonces un tema común surgirá para explicar de donde emerge el autismo."

En 2002 un grupo de científicos junto sus recursos para crear el *Proyecto del Genoma Autista*. Los 120 científicos ubicados en 19 países y en más de 50 instituciones usan tecnología de chip de genes para localizar similaridades genéticas en la gente con autismo. Su estudio comprende 1,200 familias, y básicamente se concentra alrededor del cromosoma 11, y un gene llamado neurexin 1. Los expertos dicen que estos hallazgos ayudarán a descubrir nuevos tratamientos para el autismo, lo que va junto con la teoría de que los errores en el mapa genético de la persona juega un papel en el autismo.

Cuando los investigadores encuentren el factor genético que juega un papel en el desarrollo del autismo, ese día llevará a una medida mas precisa de las posibilidades de riesgo recurrente en las familias, así como a proveer de mejores tratamientos.

La Doctora Lisa Croen explica que hay una multitud de estudios genéticos realizados, iniciados o en proceso, "pero ni un solo gen ha sido identificado como un gen 'autista.' Existen varios puntos claves, pero los estudios no son consistentes." La exploración de los genes y la herencia continuarán, igual que los estudios sobre las vacunas continúan. Eventualmente, esperemos que más temprano que tarde, algunas de las posibles causas serán para siempre eliminadas mientras otras serán investigadas mas profundamente. A pesar de todo esto no da un gran confort a las familias con un niño autista, el no saber, la incertidumbre, y como señalamos mas arriba, la frustración que crea es aplastante. No basta con decir que "un día" sabremos las causas del autismo, un día puede ser dentro de un año, 10 años o mucho más.

COMIDA, DIETA Y AUTISMO

¿La comida o la dieta causan autismo? La respuesta, como muchas otras, no es definitiva. Si observamos la información de que disponemos, podemos decir que la comida o la dieta, por ellas mismas no causan autismo; sin embargo, existen varias investigaciones recientes que indican que la comida y la dieta puede empeorar la condición del niño autista. Las comidas específicas están generalmente relacionadas con la proteína del trigo (gluten), y la proteína de la leche (caseína).

La idea de que la comida y la dieta están relacionadas con causas de empeoramiento de aquellos con autismo, es promovida por personas en la medicina alternativa. Esto no sugiere que la medicina alternativa no tenga un lugar en nuestra sociedad para ofrecer ideas; lo que sugiere es que la mayoría de los estudios actuales son de muy pobre calidad y no tienen los estándares científicos que exigen nuestros días. En orden de tener un entendimiento claro de la relación entre la dieta, la comida y el autismo, necesitamos tener un gran número de estudios de niños, debido a que hasta hoy, los estudios han consistido de reportes y de pequeños juicios.

El hecho desafortunado es que a muchos padres en busca de ayuda, por una curación, una mejoría, etcétera, la teoría de la comida o la dieta les parecen relevante, viable, y definitivamente un proyecto que los padres pueden hacer. Tomar este proyecto puede causar consecuencias negativas: la familia puede escoger ésta y pasar por alto tratamientos más útiles; y es posible que la nueva dieta lleve a una pobre nutrición. Es posible también que una dieta severamente limitada cause un efecto adverso en el niño. Definitivamente no tratamos de sugerir que el padre no intente la posibilidad de tener la prescripción dietética del niño. Es un compromiso que el padre haga su estudio y discuta con el doctor del niño sobre su dieta y a la vez con otros especialistas que trabajan con el niño.

Un portavoz en apoyo a la eliminación del gluten y la caseína en la dieta es la actriz Jenny McCarthy, ella escribió el libro "Louder than Words: A Mother's Journey in Healing Autism" (Más fuerte que las palabras: El camino de una madre curando el autismo. TN), detallando el significado positivo de la eliminación de estas comidas. Ella dice que el régimen es difícil, pero que vale la pena llevarlo, señalando que su hijo ha doblado el número de palabras que conoce después de usar una estricta dieta. Dicho esto demos un vistazo a aspectos específicos del gluten y la caseína.

Cuando hablamos de gluten nos referimos al trigo, centeno y cebada. Esto nos lleva a tomar una vista cercana sobre las comidas que pueden ser toleradas, lo que incluye en general papas, harina de tapioca, maíz, harina de soya, y arroz. Como padre, si usted decide poner a su hijo en una dieta libre de gluten, es esencial que estudie todas las etiquetas de todas las comidas preparadas, una pequeña lista de comidas eliminadas incluye harinas y productos de cereales, proteínas vegetales hidrolizadas, chicle vegetal, féculas, malta, y varios saborizantes, por nombrar algunos.

Ahora que hemos eliminado estos alimentos, ¿Cuáles son las decisiones inteligentes? Los padres pueden considerar las frutas, arroz, maíz papas, frijoles, ensaladas y vegetales, carnes asadas o rostizadas (esta lista no es forzosamente inclusiva ya que su *niño puede que no tolere todos estos diferentes alimentos*), pero independientemente de la selección que usted haga, debe siempre de checar con su médico o el profesionista para estar seguro de que la dieta este correctamente balanceada y cumpla con las necesidades nutricionales de su hijo.

Cuando se trata de la dieta libre de productos lácteos la lista es muy detallada. Es muy importante estudiar el que hacer y el que no hacer. Algunos ejemplos incluyen: lactosa, queso, crema, mantequilla, crema agria, caseína, leche pudín, yogurt, hot dogs, chocolate, salchichas, y la lista continua. Puede usted encontrar estas sustancias en la plastilina de marca Play-Doh, en los timbres postales, calcomanías, y otros productos más.

Una dieta libre en caseína incluye eliminar todos los productos lácteos, así como todas las comidas que contienen caseína de la dieta. Comúnmente esto se realiza en conjunto con la dieta libre de gluten. Juntas estas dietas son llamadas *dietas de eliminación*, porque alimentos específicos son eliminados de las comidas. Se cree que los alimentos con gluten y caseína afectan la conducta de manera similar a como una droga actuaría sobre los niños. Algunos investigadores creen que retirando estos alimentos de la dieta de los niños les permitirá mejorar su conducta.

Si usted esta dispuesto a iniciar esta nueva aventura, debe estar seguro de tener el conocimiento de los ingredientes de todo lo que compra. Dependiendo e donde usted viva, podría inscribirse en un curso de cocina libre de caseína. Existen un gran número de libros, incluyendo dietas específicas, que usted puede seleccionar. Además, existen un sinnúmero de artículos en internet. Independientemente de lo que usted decida hacer, esté seguro de prepararse antes de embarcarse en esta nueva aventura. Lea, platique con los profesionistas, y haga una decisión inteligente, ¡éste es un gran proyecto!

CONCLUSIÓN

No pretendo ser un científico, investigador o un experto en autismo, sin embargo después de educar a niños autistas, las numerosas conferencias a las que he asistido, las investigaciones que he leído y el conocimiento que he adquirido, creo que nos estamos aproximando a entender el autismo un poco más y, junto a este entendimiento, cada paso que demos nos lleva a aprender que el cerebro es un gran contribuidor del autismo, si no es que el mayor. He incluido algunas de las mayores áreas de investigación concerniendo los estudios que determinan cualquiera y todas las conexiones al autismo. Esto no incluye todos los estudios posibles, como la edad de los padres en la concepción, cambios en el ovario o en el esperma antes de la concepción, o las anomalías estadísticas (como por ejemplo que sean más los niños que las niñas diagnosticados con autismo). El "no saber" es muy frustrante y pesa mucho en la mente de los padres, pero, hasta que sepamos y entendamos más, los padres se deben armar con toda la información disponible, tomar los pasos y *nunca* culparse a ellos mismos de lo que puede o no puede ser, **el día de mañana tendremos mayores respuestas.**

CAPÍTULO 5

BOBBY –

CAMBIO DE MEDICAMENTOS Y DE CONDUCTA

Bobby fue transferido de una escuela integrada a nuestro salón de clases después de que se determinó que no podía manejarse en dicho espacio. La primera vez que conocí a Bobby fue un día antes del inicio de clases en que visitaba el salón junto con sus abuelos, el niño de nueve años curioseaba alrededor inspeccionando su nuevo ambiente.

Platicando con el personal de la escuela y revisando los archivos de Bobby, aprendí que ha vivido la mayor parte de su vida con sus abuelos. Su madre vive a 160 kilómetros de distancia, y casi nunca la veía, tal vez una o dos veces al año. Su padre, hijo de los abuelos, visita al niño, me dijeron, los fines de semana. El padre divorciado tiene otro hijo dos años mas grande, y ese niño tiene grandes dificultades de aprendizaje, entre otros dislexia, además de problemas de conducta, él también esta registrado en la Oficina de Programas de Educación Especial del Condado de San Mateo.

Durante la "visita inicial" de los abuelos, uno de los asistentes educativos que trabajó con Bobby en clases anteriores le mostró al niño el lugar y lo entretuvo mientras los abuelos me "entrevistaban."

El más viejo de los abuelos, alto y delgado, fue quien hablo más, y quien realizó la mayor parte de las preguntas. La mayoría fueron justas: mi experiencia, mi educación profesional, cuanto tiempo he trabajado con niños con necesidades especiales, la última pregunta me tomó por sorpresa, me miró de frente y preguntó "¿es usted cristiano?" sin esperar un segundo le regresé su intensa mirada y le dije "lo soy", lo que pareció confortarlo, sobre la esquina de mi ojo le recibí un guiño de la abuela. La observé y ella se levantó para retirarse. Parecía tener dificultades para caminar, y su pequeño cuerpo mostraba signos de su edad, su cabello blanco empataba con sus ropas, ambos tomaron a su nieto de las manos quien comenzó a gritar algo que no comprendí, el abuelo volteó a verme y me dijo que Bobby quería ir a un restaurante de comida rápida.

Al ir conociendo mejor a la familia con el tiempo, aprendí que la abuela es una mujer muy dulce, que a pesar de ello siempre esta triste, y con una mirada distante que nunca pude comprender. Ambos abuelos ya muy viejos, tomaron una gran responsabilidad al hacerse cargo de Bobby.

Después supe que estas dos personas simples y comunes eran muy ricas. Lo descubrí en el funeral del abuelo varios años después, cuando uno de sus empleados ofreció un discurso frente al señor y contó cómo al mudarse al área obtuvo de él una casa en renta a un bajo precio y sin pedirle depósito. El empleado contó que los abuelos de Bobby eran propietarios de más de una docena de locales de renta en una de las zonas más caras de la península en el área de la bahía del norte de California. Eran también dueños de varias franquicias de tiendas de video. El orador continuó mencionando la lista de sus propiedades.

CONOCIENDO A BOBBY: SU PRIMER IEP

Bobby era un niño muy feliz con un lenguaje muy limitado. Cada vez que se veía angustiado le llamaba a su abuelo diciendo, "Oomph." Aprendió otras palabras tales como *si, no, por favor, gracias*. Antes de dejar sus clases aprendió frases como, *quiero nieve, Bobby es un buen muchacho* y *Bobby va a Carl's Jr* (un restaurante de comida rápida). De nuevo, esto fue gracias a la asistencia del terapeuta de lenguaje Jackie Andersen.

Bobby tenía una agradable sonrisa y una risa contagiosa cada vez que estaba contento. Amaba trabajar con sus manos, bailando, tarareando, y caminando en el patio yendo a Carl's Jr. Era sobre todo un solitario y no le gustaba que otros niños se acercaran a él. Si se acercaban sacaba su mano y les gritaba "fuera." Podía tolerar a un adulto cerca de él. Como todos los autistas no hacía contacto visual. Bobby es uno de los casos más complejos con los que he trabajado: esto creó muchos desafíos, él era un agradable joven con muchos obstáculos en su vida.

El IEP de Bobby se ocupó pronto en el año escolar. Tuve muy poco tiempo para trabajar con él, o para observar sus conductas (una de las razones por las cuales el IEP es difícil a principio de año), pero me reuní con el equipo y luego platiqué con sus abuelos, sobre todo con el abuelo. Este fue mi primer IEP en el ciclo escolar. Mi gerente de programa era el administrador, teníamos también a una gentil dama del Centro Regional, con quien hablé antes de la reunión. La enfermera escolar, el terapeuta de lenguaje, y la psicóloga estuvieron presentes, así como los dos abuelos. Recuerdo a la abuela con dificultades para caminar en el edificio, con dificultades en su cadera. Su rostro mostraba dolor, viendo esto, alguna de mis preguntas internas sobre la mujer quedaron sin respuesta.

Comenzó la reunión, las debilidades y fortalezas de Bobby fueron revisadas. Revisé su rutina cotidiana, y lo que esperaba de él, antes de completar mi opinión el abuelo comenzó a reír, sin entender yo el por qué. La abuela miró a su marido, y luego comenzó a reír, no sabiendo como responder a su conducta, le pregunté al abuelo que me dijera que le parecía chistoso. Entonces le dijo al grupo que Bobby subió en la camioneta familiar, jaló la palanca, ésta se deslizo por el jardín y terminó en la puerta del garaje del vecino. Nos dijo que pago las reparaciones, y que afortunadamente Bobby no sufrió ningún daño. Sentí removerse mis entrañas, ésa no era información a tratar en el IEP.

De cualquier manera el señor era honesto, había gente presente responsables de hacer que la casa de Bobby fuera *segura*. Mis ojos parecieron voltear inmediatamente por ellos mismos hacia la representante del Centro Regional. Ella parecía tener una mirada de consternación mientras el abuelo continuaba hablando. Explicó que Bobby era un joven muy creativo, rió de nuevo (esta vez temí por el motivo de su risa, de modo que no pregunté), y nos dijo que Bobby se las agenció para tomar una escalera, la pusó sobre la cochera y subió al techo sin miedo alguno. Dijo que luego se paró en un solo pie y montó a la cochera sin ningún miedo. Yo continuaba sentado, sintiendo movimientos en mi estómago. El abuelo era completamente honesto sin saber que consecuencias podría traer esto, con una gran risa dijo que por fortuna estaba ahí uno de sus empleados ya que, sin su ayuda, *no hubiese* podido bajar a Bobby.

La representante del Centro Regional, con razón, estaba muy preocupada por estos dos eventos, lo que era obvio al ver su cara. Señaló a sus dos tutores que estos dos incidentes eran muy serios y que Bobby pudo haberse lastimado gravemente en cualquiera de los dos casos. Explicó que ella tendría que investigar más esto ya que las historias contadas por el abuelo no le dejaban duda de que la pareja no era capaz de asegurar la persona de Bobby.

El abuelo dejo de reír y dijo que por ello habían contratado a un "Negro" para cuidar a Bobby. La representante no respondió, y agrego información a su cuaderno. Puedo imaginar lo que escribió. Después, ella visitó la casa, me dijo que tuvo una larga plática con los abuelos, les explico sus preocupaciones y que precauciones debían tener para mantener a Bobby seguro. Esto incluía mantener la escalera en un lugar seguro en la cochera y mantener el auto cerrado siempre con llave. Esto fue una resolución efectiva en este momento.

Después de la aceptación por el abuelo, la representante pasó a discutir sobre las casas grupales, sé que el centro regional trataba de ubicar a Bobby en una casa grupal por varios meses, si no es que más. Creo que los abuelos no se oponían pero querían una casa cercana, si esto ocurría, para poder visitar a su nieto sobre bases regulares. La representante del Centro Regional dijo que vería que vacantes se daban pero que eran muy escasas en esa región. La abuela se quejó de que al muchacho se le ubicara en Modesto, a dos horas de camino o más lejos.

Regresé de la discusión al IEP sobre la conducta de Bobby, cuando estaba en la mitad de esto, el abuelo dijo, "Bueno, ajustaré su Zoloft." La representante del Centro

Regional preguntó que quería decir con esto, el abuelo dijo abiertamente que contactaría al psicólogo del muchacho para que cambiase la medicina de acuerdo, explicando que el médico le había dado varias prescripciones y que básicamente le dijo, ajustara las dosis de acuerdo a la reacción que tuviera Bobby con ellas. La representante Regional se opuso de una manera vigorosa, los que representábamos a la escuela no podíamos imaginar que un médico le diese una libertad como esa a los guardianes. El abuelo dijo que tenía diferentes medicinas para dormir que le había suministrado a Bobby, que también tenía drogas para el estado de ánimo que también le había dado, y la bandera roja apareció enfrente de la Representante Regional: le dijo al abuelo que no podía tolerar esto, el abuelo sonrió y dijo que había hecho eso por largo tiempo. Ella discutió entonces con el abuelo concluyendo, a lo que él estuvo de acuerdo, que se hiciera una reunión con el doctor incluyéndome a mí y a la enfermera de la escuela. Después de esta revelación del abuelo, sólo quería que el IEP terminara, quería que concluyera algo que devino en una situación completamente incómoda. El administrador del IEP interrumpió, nos puso de nuevo en el IEP, di la información, respondí preguntas y quedé muy contento en dar la reunión por terminada.

LA VISITA AL DOCTOR DE BOBBY

La tarde de la reunión con el médico, éste se acercó rápidamente. Mi equipo y yo mantuvimos datos en un cuaderno de la observación de conducta de Bobby que quería compartir con los presentes en la reunión. Salí de la escuela temprano con el permiso de mi director, y me dirigí a Merlo Park. Yo era un nuevo habitante de la península, no conocía el área y tenía miedo de no llegar a tiempo. Después de manejar un poco me di cuenta que tonto era ya que en MapQuest.com tenía la información, me dirigí a la oficina.

Después de entrar la recepcionista me invitó a entrar a la oficina del doctor, adentro ya se encontraban la enfermera de la escuela y el abuelo, el doctor nos acompañó en un momento. Era un hombre de edad mediana, mi primera impresión es que era una persona muy orientada a los negocios. Era muy correcto, pero muy frío, no sonrió en toda la reunión.

La enfermera y yo le preguntamos sobre las prescripciones dadas a Bobby, nos sorprendimos cuando dijo que el abuelo en eso era un experto, nos dijo que no solo prescribió lo que el abuelo encontró en internet, sino que confía en el juicio del señor. La enfermera empezó a discutir de que tantos cambios de medicamentos, algunas veces en el mismo día, y comúnmente semanalmente, no daban tiempo al organismo de Bobby a adaptarse, el medico estuvo de acuerdo, al igual que el abuelo, y en esta nota terminó la reunión.

El único cambio positivo que vimos la enfermera y yo, es que se determinó que el abuelo no cambiaría tan abruptamente los medicamentos. En los dos años siguientes, de cualquier modo, el patrón de cambio de medicamentos continuo independientemente de las pláticas con el abuelo y sin importar lo que se le dijera. Y, en lo que sabemos, el médico le permitió al abuelo *experimentar.*

LA APERTURA DE UN HOGAR GRUPAL

Dos meses después de que la ubicación de Bobby en un hogar grupal fue posible, me sorprendí de saber que los abuelos estaban abiertos a tal posibilidad. Era una estancia nueva. La visité, la encontré limpia y bonita, conocía a los dueños y al gerente debido a que tenía niños de mi clase en algunas de sus otras casas.

El gerente del hogar grupal visitó a Bobby en clase. Durante la visita de ella el se comportó muy bien. Se determinó que Bobby sería llevado a su casa los viernes y que permanecería ahí durante el fin de semana lo que hizo el siguiente viernes.

El abuelo llevó a Bobby a clase el lunes por la mañana. Era obvio cuánto se preocupaban por el nieto la abuela y el abuelo, podía verse un resplandor en sus ojos cuando hablaban del niño. En varias visitas al salón de clase el abuelo tenía lagrimas en los ojos cuando discutía sobre su nieto. Tome al abuelo aparte y le pregunté como pasó el fin de semana, me dijo que fue duro, puedo decir que no quería discutir el caso y esto me preocupó.

Recibí un llamado del gerente del hogar grupal, ella me explicó que Bobby era uno de los 19 niños que el hogar invitó a que se quedaran ahí los próximos fines de semana. No dijo que rechazaran a Bobby, pero dijo que Bobby gritó y lloró todo el fin de semana al grado que los vecinos se quejaron sobre el ruido. Debido a que el hogar grupal era nuevo y no había abierto oficialmente, las quejas tempranas eran una marca muy negativa en contra del hogar. Estas eran noticia desafortunadas por dos razones, seguramente no aceptarían a Bobby como residente y, los abuelos, que aceptaron internarlo, podrían cambiar de parecer en el futuro.

Pasó la semana, la casa grupal seleccionó a sus residentes y Bobby no fue uno de ellos. Los abuelos estaban muy contentos, tengo la impresión que cooperaron en la idea del internado después de cierta presión de la representante del Centro Regional, pero preferían realmente mantener a Bobby en su casa.

NUEVAS CONDUCTAS

Poco después de que la abuela fue al hospital para una cirugía de remplazo de cadera, la pareja hizo los arreglos para que ella se quedara en un hospital de convalecencia post-quirúrgica. Ella partió de casa por varios meses y el abuelo seria el único responsable del cuidado del nieto.

Durante este tiempo Bobby tuvo algunos cambios de conducta. Uno de ellos sucedió durante la comida, traía siempre pizza la que calentábamos en el microondas, pero no entendíamos por que se rehusaba a comer cada día, contacté al abuelo, me explicó que era porque Bobby sabía que le espolvoreaba la medicina arriba de la pizza, y el abuelo estuvo de acuerdo en parar esta práctica. Bobby vino a la escuela en la misma ropa por tres días seguidos, su cabello no estaba peinado, no estaba tan bien cuidado como lo mantenía la abuela, "¡Mamá, mamá!" El abuelo llevaba al niño a visitar a la abuela, el casi no entendía que era lo que pasaba, probablemente no entendía el por qué la abuela no se iba a casa con ellos.

Yo discutía cada vez más con la psicóloga de la escuela ya que mi preocupación por Bobby crecía. El niño se sentaba aparentemente contento y se quitaba las pestañas una por una. Algunas veces después de quitarse una reía fuertemente de una manera verdaderamente exagerada.

Recordé que tuve otro estudiante, años antes, que nunca dejo crecer ninguna de sus pestañas, ella se quitaba cada una de ellas, Bobby no era tan extremo.

Platiqué con la psicóloga cuando cambio de jalarse las pestañas a quitarse los dientes. El equipo y yo tuvimos un tiempo difícil frente a esta conducta, nunca tuve un estudiante que hiciera esto. Platique con el abuelo, rió y encogió los hombros, trato de explicar que Bobby quitaba los "dientes de bebe" como lo haría cualquier niño, trate de aceptar su explicación en el caso del primer diente, pero, algunos días después se quito el segundo diente y comenzó a reír histéricamente. Esto se repitió de nuevo el siguiente día. Me reuní con la psicóloga de nuevo.

La psicóloga me sugirió que hiciéramos un libro fotográfico, básicamente un libro para usar en un escenario para ayudar al niño a entender a partir de las fotografías y lograr un cambio de conducta, de tal forma que pudiese entender. Lo hicimos el día siguiente, lo que ayudó tremendamente a resolver el problema, Bobby ya no se retiro ningún diente en clases. Bobby remplazo el jalado de sus dientes con otra conducta, Cuando estaba muy excitado, o enojado, se jalaba el cabello hasta tener un mechón en las manos. El abuelo enterado de esto lo resolvió rasurándole la cabeza.

EL HOGAR GRUPAL TIENE UN LUGAR DISPONIBLE

Me hice muy amigo del gerente del hogar grupal donde Bobby paso el fin de semana. Después de varios meses la conducta de Bobby mejoró, era más feliz. La invité a observarlo en clase. Vino y pasó un par de horas en clase y se mostró satisfecha de ver que él, en efecto, mejoró. Tenía una vacante en el hogar, para entonces la abuela estaba de nuevo en casa. Juntos, los abuelos, decidieron mantener al nieto en casa un poco más, de cualquier manera me preocupaba lo que sucediera en casa, el abuelo tenía problemas cardiacos mayores, y la abuela tenía mala salud, y me preocupaba que algo les pasara a ellos. Hablé con la dama del Centro Regional, a ella le gustaba el que hubiese un vacante en el hogar grupal, dijo que hablaría con los abuelos.

Tuve la agradable sorpresa de saber que tuvo éxito. Bobby se mudó al hogar grupal en la semana siguiente. En los meses próximos Bobby sufrió cambios de personalidad y de conducta pero, de cualquier manera, mejoró mucho.

LA MUERTE DEL ABUELO

Un lunes por la mañana recibí una llamada telefónica de la abuela, "creo que ya escuchó" me dijo, no tenía la mas mínima idea de que hablaba, pero temí que Bobby fuese retirado de la casa hogar, dudando le dije que no y le pregunté si todo estaba bien, si ninguna emoción me dijo "Bueno, el señor R___ murió." Me tomó por sorpresa, particularmente por la calma en que me lo dijo, le pregunte que como se sentía y me dijo que bien. Después de todos los años que pasaron juntos asumía que la muerte del abuelo la seria devastadora, pero tal vez esa era la manera en la que enfrentaba el caso.

El funeral estaba programado para más tarde en la semana, platiqué con mi jefe y le pregunté si podría atender al funeral, no al cementerio o a la casa, a lo que estuvo de acuerdo.

Esa tarde un hombre de conducta extraña visitó el salón de clases, preguntó, "¿Donde esta Bobby?" le dije que estaba en terapia de lenguaje. Dijo que se lo quería llevar, le dije que yo no le conocía y que no se lo podía entregar, el hombre se mostró indignado y dijo "soy su padre." Sabía que mi jefe conocía al padre, por lo que le pedí que esperara. Fui por mi jefe, vino a la clase y me confirmó que era el padre y que podía llevarse a Bobby. Le pregunté al señor como estaba la familia, contestó como si nada pasase y me dijo que bien, luego me dijo que llevaría a Bobby a ver a su abuelo. Le pregunte si la visita estaba programada para ese día, y me dijo que el día estaba reservado para la familia. Le pregunte si Bobby vería a su abuelo acostado en el ataúd, a lo que se puso arrogante y me contestó que, "¡Por supuesto!"

Me desconcertó, sabía que cuando Bobby viese a su abuelo acostado en el ataúd trataría de despertarlo y al no tener éxito, se pondría agitado y entraría en una situación de berrinche. Después me enteré que eso fue exactamente lo que pasó.

CAMBIOS DE CONDUCTA Y DE PERSONALIDAD MÁS NOTORIOS

Los siguientes meses fueron muy difíciles para Bobby, el equipo y yo vimos como su amor a dibujar disminuyó, antes veía y tomaba un personaje de una caricatura o programa televisivo y dibujaba sus figuras. También pronunciaba y etiquetaba sus dibujos correctamente, tales como "X-Man." Usaba colores brillantes, como el púrpura, el rojo y otros. Ahora no sólo dibujaba menos, sino que revelaba cambios inquietantes, dibujaba *todo* en negro. Las niñas de una caricatura que le gustaba dibujar, antes en colores vivos, las hacia en negro, y comenzó a garabatear. Se sentaba y con un tono enojado comenzaba a garabatear en color negro hasta destrozar el papel. Rápidamente tomaba otro papel y dibujaba algo exagerado en color totalmente negro y terminaba los dibujos rompiéndolos y levantándose apurado para ir por otro papel.

Un día decidimos ver que haría Bobby si no tenía un crayón color negro y lo quitamos de la caja. La mañana siguiente cogió un papel, regresó a su cubículo, y miró su caja de crayones, no encontró el color que buscaba y comenzó a buscar en sus alrededores, se agitó un poco pero mantuvo su conducta, finalmente al no encontrar lo que buscaba, fue al cubículo de otro estudiante y tomó el crayón negro. Entonces se mostró feliz, regresó a su cubículo y comenzó su creación artística. De nuevo platiqué con la psicóloga y me dio un sinnúmero de ideas a llevar a cabo. Ninguna de ellas o de las que dio el equipo logró cambiar la conducta del "crayón negro."

De una manera significante Bobby comenzó a tener mayores rabietas que tenían un severo abuso de sí mismo. Las rabietas tenían lugar cada vez que se le pedía hacer algo que el no quería, por ejemplo, si estaba dibujando y era tiempo de una lección comenzaba una rabieta. Las rabietas se volvieron tan severas que un día las filme para enseñárselas al doctor y a la abuela. Se veía a Bobby saltando de su silla, golpearla, y golpearla de nuevo casi golpeando a otro niño. Paró, vio la reacción de los adultos, y recomenzó. Ese día en particular lo lleve al pasillo ya que distraía mucho a los otros estudiantes, gritaba tan fuerte en el pasillo que una enfermera salió de su oficina para observar. Se enojó tanto que llamó a la policía para hacer un 51/50. La policía llegó y observó la conducta de Bobby, el cuál se había golpeado la cara tan fuerte que comenzó a hincharse y a salirle moretones. Le acomodamos una almohada bajo su cabeza para protegerlo de los golpes, le pusimos guantes en sus manos para amortiguar los golpes que se daba en la cabeza, pero no funcionaba.

Pronto llego la ambulancia, la policía ordenó se le llevase a un espacio cerrado en el que se le pondría en observación. Bobby fue llevado al hogar grupal después de una hora. La enfermera causó, en mi opinión, una dificultad innecesaria para el joven muchacho. Ella explicaría más tarde que esperaba que al ser llevado al hospital sus medicamentos serían regulados más rigurosamente bajo estricta supervisión.

Otro día, en este mismo periodo, llevamos a nuestra clase a McDonald's para comer, es un restaurante espacioso y ofrecía un espacio de juegos para los niños, Bobby estuvo un buen momento saltando, escalando, y aprovechando todos los juegos disponibles. Cuando la comida estuvo lista, juntamos a los niños y los sentamos en dos mesas, le servimos a Bobby su comida, el comenzó a llorar y gritar al ver su hamburguesa y sus papas fritas, el equipo trato de determinar que le molestaba a Bobby, los otros comensales veían a Bobby como si fuese abusado físicamente, finalmente Jackie Melchner, una de mis extraordinarias asistentes educativas, vino y dijo que Bobby quería un hot dog. Siempre había amado las hamburguesas, de modo que su deseo por un hot dog era inesperado. Tratamos de ofrecerle las papas, el refresco, todo lo posible, pero su rabieta devino incontrolable: pateaba a la gente del equipo, golpeaba, jalaba su cabello, golpeó tan fuerte sus labios que sangraba, continuó a jalar su cabello y a golpear su cara, finalmente Henry y yo lo sacamos del restaurante debido a que molestaba a los otros clientes al extremo.

Ya estando afuera los clientes que llegaban nos cuestionaron sobre lo que hacíamos, debido a que sosteníamos físicamente a Bobby. Los clientes solo veían a dos adultos deteniendo en el suelo a un niño que quería levantarse. No tengo ninguna duda que el observador casual lo veía como un abuso físico, también los carros que entraban paraban a observar, y nos gritaban. Es un escenario que no quiero volver a vivir.

En minutos llego una patrulla policiaca seguida de otra, antes que la policía llego la ambulancia, seguida de los bomberos, nos enteramos después de que el gerente del restaurante llamó a la policía. De nuevo Bobby fue llevado al cuarto cerrado para ser observado, salió, otra vez, en un par de horas, continuó su medicación bajo riesgo del joven muchacho.

Llego el día en que Bobby abusaba tanto de sí mismo que mi jefe hizo un balance. Explicó que el niño se lastimaba tanto que era necesario hacer algo. Después en la semana decidió que Bobby estaba fuera del alcance de la ayuda de nuestra escuela y lo retiró del programa. El niño fue enviado a una escuela particular.

Conozco a varios de los maestros de la escuela a la que fue transferido Bobby, cada maestro me dijo que su conducta, sus gritos y el auto-abuso continuaron, la diferencia que podían ofrecer era la de una escuela cerrada. Cada puerta tiene candado, nadie puede entrar o salir sin que las puertas sean abiertas. También tienen un cuarto en el que el niño puede ser "calmado."

Bobby sigue aún en el hogar grupal, su conducta va y viene. Sus rabietas, me han dicho, son menos severas; esto se debe, tal vez, a que en el hogar grupal trabajan muy de cerca con el doctor para ajustar sus medicamentos. Este es un paso urgente que debe ser tomado. Un niño no puede ser medicado por un no profesional asumiendo que se le da la prescripción y la dosis correcta. Algunas veces reflexiono sobre los problemas que tenía Bobby y me pregunto, que si viviera con sus abuelos, continuando con sus patrones y rechazando dar a Bobby cualquier tipo de medicinas para la conducta, como hacen muchos padres. ¿Cómo manejarían los problemas de Bobby? Conozco a varios padres que tratan de mantener a su "Bobby" en casa, es una tarea titánica y cada persona involucrada debe entender que tales intentos tratan de tener éxito.

CAPÍTULO 6

DISTINTAS CATEGORÍAS DEL AUTISMO

El capítulo 2 trata el autismo a detalle. Hay otras dos categorías en el espectro de Desorden Penetrante del Desarrollo (PPD, por sus siglas en inglés.), el Síndrome Asperger (AS, por sus siglas en inglés.), y el Desorden Penetrante del Desarrollo por otra parte no Especificada (PDD-NOS, por sus siglas en inglés.). Este capítulo provee información en estas dos categorías, al igual que el Síndrome de Rett y el del Niño con Desorden Desintegrativo.

SÍNDROME DE ASPERGER

El primer estudio del Síndrome de Asperger (AS) fue llevado a cabo por el Dr. Hans Asperger en 1944 cuando escribió sobre individuos que mostraban un "tipo extraño" de conducta. Categorizó esas conductas en tres grupos: *Lenguaje, Conocimiento, y Conducta*. El doctor Asperger notó que esos individuos tenían un nivel común (o alto) de inteligencia, permitiéndoles a algunos llevar una vida productiva al ser adultos.

El estudio continua sobre las causas del autismo, igual

que en el síndrome de Asperger. Existen pocos estudios documentados, algunos creen que la herencia es un factor, en otros casos desórdenes mentales, tales como depresión y desorden bipolar, los que se cree están asociados. Como el autismo, se hace un esfuerzo para tratar de entender cual es la relación entre el Síndrome de Asperger y los factores ambientales que afectan al desarrollo del cerebro.

Cuando el niño ha sido diagnosticado con AS, los padres quieren saber que pueden hacer para ayudar a su hijo. Éste es el primer paso, y muy importante, sin embargo recomiendo que los padres estén conscientes de que los patrones de conducta entre un niño y otro son muy diferentes. No existe un niño "típico" con AS. Tampoco existe un tratamiento específico que pueda seguir para cada niño. Un padre sabe que lo mejor que puede hacer para su hijo, los padres deben considerar tomar el liderazgo en este campo.

El Síndrome de Asperger (AS) generalmente es diagnosticado más tarde en la vida que el autismo. Muchos niños con AS son diagnosticados después de los tres años de edad, y un número significativo es diagnosticado entre los cinco y los nueve años de edad. Regularmente los padres y los maestros no reconocen los síntomas de AS y simplemente los aceptan como un valor de frente. Esto prolonga el diagnóstico y puede llevar a un retardo en los servicios que pueden ayudar al niño. Si un joven recibe servicios de intervención, entre más pronto mejor. Así tiene la oportunidad de adquirir servicios directos de educación y de necesidades sociales mientras su cerebro esta en desarrollo.

SÍNTOMAS Y CONDUCTAS EXTRAÑAS

Algunos profesionistas ven el Síndrome de Asperger como una diferencia en la persona, y no como una discapacidad. El AS, generalmente, ocasiona poca expresión facial en el niño. Presentan dificultad para leer el lenguaje corporal de otros, por ejemplo cuando un amigo pone los brazos sobre el niño, esta acción precipita la reacción en el niño AS, tales como rabietas, porque no entiende lo que es un "abrazo". Los niños con AS generalmente tienen una gran sensibilidad a la luz y al sonido. La ropa que llevan puede reflejar su carácter ese día, algunas texturas les molestan a tal grado que desean rasgarlas de sus cuerpos. El AS puede causarles una reacción a los gritos infantiles con expresiones de dolor, llevándose las manos a la cara para tapar sus oídos, gruñendo sobre ello o cualquier comportamiento que el niño exprese para hacer saber que ese sonido le es muy doloroso.

Los niños con AS típicamente muestran raros modales. Por ejemplo pueden estar en servicios religiosos y empezar a aplaudir, sus acciones pueden tener comportamiento repetitivo, como abrir y cerrar continuamente la puerta. O el niño no puede ser capaz de estar junto a un adulto sin dejar de moverse para atrás y para enfrente, primero en un pie y luego en el otro.

Otro síntoma de AS es la obsesión que muestra hacia la complejidad, tal como hacia los patrones, los bloques de construcción, o a un rompecabezas complicado. Parece que el niño esta absorto con las líneas diferentes, las curvas, o los colores que causan su obsesión. Parece que el niño esta cautivado con algo que no entendemos o no nos damos cuenta.

El niño AS puede tener movimientos torpes, puede tener dificultades para atrapar una pelota, o tener dificultades para conducir un triciclo o una bicicleta. Otro puede tener dificultades para abrir un frasco de crema de cacahuate o puede desarrollar patrones en su vida de procedimientos a ser llevados. Por ejemplo al llegar a casa y caminar de cierta manera a la puerta del frente, o aprender a bañarse de una manera determinada. Puede desarrollar una afición por un objeto específico, como a un libro relacionado con trenes. Los padres pueden estar molestos cuando, por ejemplo, le compra un libro caro sobre caballos y el niño lo tira y regresa a su libro de trenes. Algunas veces si el patrón no es seguido, confunde al niño al extremo de que va a mostrar una conducta, como gritar, hacer rabietas, para hacer saber que no esta satisfecho.

Poniendo énfasis, creo que es importante entender que el niño con AS se enfoca en una sola idea, objeto o tópico. Tienen una compulsión a aprender cualquier cosa posible de lo que focalizaron. Aquellos con habilidades de comunicación verbal centran su conversación mayormente en este interés particular. Adquieren un conocimiento especializado en el punto enfocado, esto es parte de la conducta de AS. Algunas veces los padres, maestros, y otros tienen su propia obsesión de cambiar esta conducta, por ejemplo, si un AS esta obsesionado con su juguete de dinosaurio favorito, sus cuidadores tienden a escondérselo o deshacerse de él de alguna manera. Ciertamente ésta no es una solución óptima. Tan tentador como tratar de redirigir al niño o al adulto para enfocarse en algo más, es importante entender que quitarle sus objetos preciosos crea inestabilidad. Tanto como el quitarte repentinamente algo muy importante de lo que dependes como el automóvil o la taza matutina de café.

Como otros desórdenes autistas relacionados, el grado de estas conductas puede variar de muy baja a severa. Recuerde que el AS causa en quien lo tiene una visión del mundo muy diferente de la suya o la mía. Es común que lo que vemos como una conducta rara o diferente se debe a diferencias neurológicas. Esta conducta puede ser interpretada como grosera o impropia, pero en el mundo de AS, esa conducta es la que ve como "normal." Tengamos en cuenta que durante los años más jóvenes, estos niños pueden ser víctimas de burlas y abuso de sus compañeros, mientras que los adultos con este desorden son considerados raros o excéntricos. Normalmente se sienten aislados o tienen pocos amigos debido a que otros los ven como raros. Pero estamos seguros que las personas con AS pueden crecer y tener una vida plena y feliz, especialmente si accedieron en su juventud a una educación que los atendió en sus problemas.

LOS PAPELES QUE PUEDEN JUGAR LOS PADRES

Si un padre tiene dudas sobre el desarrollo en la temprana edad de su hijo, es importante que sea diagnosticado por un profesional, el doctor puede referir a la familia a un especialista, esta persona conducirá una evaluación que incluye cosas como la historia de los síntomas, el desarrollo de las habilidades motoras, de lenguaje, así como de las áreas en las cuales los padres han visto deficiencias, como la personalidad y la conducta, comparando con otros niños de la misma edad.

Esta no es una lista total de lo que debe y no debe ser incluido durante la evaluación. Cada profesional tiene su forma individual de evaluación. *Pero*, si usted no esta satisfecho con la evaluación de su hijo, pregunte por una segunda opinión de la misma manera que lo haría si un miembro de la familia es diagnosticado con cáncer u otra enfermedad o disfunción.

Para el niño con AS, los padres deben investigar sobre los tratamientos en habilidades sociales, en intervenciones educativas, y en terapias de conducta. Cada uno de quienes trabajan con pacientes de AS debe de tener en cuenta que el niño puede, y debe, logras grandes beneficios, si la educación y el tratamiento llenan sus necesidades específicas.

Cuando el niño asiste al preescolar, algunos programas ofrecen atención antes de este periodo, es importante crear una buena amistad con el terapeuta de lenguaje, ya que es quien puede abrirle el mundo al niño. Lo sé porque trabajé con una terapeuta, Jackie Andersen, quien se convirtió en una gran amiga durante los años en que laboré como maestro de Educación Especial en la Escuela de Palos Verdes. Ella trabajaba diligentemente con nuestros estudiantes. A partir de su trato gentil, amor y paciencia, enseñó a varios de mis alumnos a hacer sonidos, otros aprendieron palabras y otros a conjugarlas para hacer frases cortas. Un buen terapeuta del lenguaje trabajando con AS es como encontrar un cofre de oro. Con suerte, un niño tomará ventaja de cada minuto que le asignen de terapia de lenguaje. De cualquier forma corresponde a los padres pedir gentilmente más tiempo para el beneficio del niño. Un momento excelente para pedir más tiempo de terapia de lenguaje es durante el Plan Individual de Educación (IEP, por sus siglas en ingles), que se lleva a cabo cada año. La ley señala que cada niño debe tener como mínimo una reunión anual en la cual se fijan los planes para una educación apropiada que logren objetivos en el plan anual. En California los Centros Regionales con los que estoy familiarizado, sugieren que cada niño diagnosticado con el espectro debe ser registrado en el centro de su área lo más pronto posible. Estos centros ofrecen desde cuidado respiratorio hasta entrenadores que ofrecen servicios de Análisis Aplicado de Conducta (ABA, por sus siglas en inglés), y entrenamiento en áreas específicas que le conciernen, y todo sin ningún costo. Los centros ofrecen muchos otros servicios que resultan muy valiosos para la familia como para el niño. Algunos padres no creen necesitar estos servicios en gran medida por falta de una valiosa opinión. Si el niño no esta registrado en un centro al momento de cumplir 18 años de edad, el joven adulto ha perdido un gran número de servicios que le pudieran haber ayudado además de que es más difícil registrar a un joven adulto en un centro regional.

Los padres deben darse cuenta de que también son maestros, lo que es cierto con todos los niños, pero que va a ser más importante con aquellos que sufren de AS. Un padre es capaz de enseñar todo a un niño: desde habilidades de autodefensa, a comer de una manera correcta, ir al baño o hasta aprender a vestirse. Los padres conocen y comprenden a su hijo mejor que nadie, y va a ser un gran apoyo cuando el niño ingrese a la escuela. El maestro recibe al niño como un desconocido, usted puede hacer la transición más cálida y fácil para el joven.

EN LA ESCUELA

La educación para un niño con Síndrome de Asperger (AS), depende en gran medida del sistema educativo en el que se encuentra. Son pocas las escuelas que se especializan para tratar esta dificultad, y quienes lo hacen son más bien a nivel de consejería. Está la escuela pública local, un salón de educación especial o posiblemente una escuela privada especializada en niños con necesidades especiales (internados o con un maestro visitante, son las dos opciones). Las escuelas privadas son generalmente muy caras, el cobro de $50,000 dólares por año no es algo extraño. Algunas veces el distrito escolar paga estos gastos si el equipo (padres, maestro, psicólogo, y los demás), determinan que definitivamente es una necesidad, como en el caso de Cheri en el capítulo 3. Comúnmente el niño con AS es mantenido en un salón de clase regular.

Esto tiene un lado positivo y negativo, lo que depende de varias variables: el grado de AS, la rareza o la conducta, y de como reaccionan los otros niños, que tan preparado o sabio es el maestro, el entrenamiento que tenga en el campo de necesidades especiales, la presencia de especialistas para proveer servicios, y que tan solidario sea el equipo escolar con el niño con AS. Estas son sólo algunas de las variables.

No importa dónde asista el niño a la escuela, es imperativo que *siempre* exista quien abogue para que las necesidades de él sean satisfechas. Este apoyo generalmente proviene de los padres, y si no están al tanto de lo que ocurre en la escuela, entonces el niño pierde servicios *valiosos* que le pueden ayudar en el presente y en el futuro. Estos años son muy importantes ya que se crean los cimientos sobre los que se va a forjar el futuro adulto.

Los padres, al igual que los educadores, deben prever asistir a sesiones de entrenamiento y no sentirse culpables si no lo pueden hacer. En esos entrenamientos se pueden aprender ideas de cómo los otros participantes ayudan a sus hijos frente a los problemas. La capacitación es otorgada por los distritos escolares, grupos comunitarios, grupos autistas, y algunas veces, de maestros independientes que ofrecen talleres. Otra fuente importante es el internet, nunca será posible leer cada artículo sobre autismo en el internet ante tanta información disponible.

La mejor recomendación que puedo ofrecer a un padre, maestro, proveedor de cuidados o a cualquiera que trabaje con AS es "toma cada día como tal y desarrolla la mayor cantidad de paciencia".

DESORDEN PENETRANTE DEL DESARROLLO POR OTRA PARTE NO ESPECIFICADA

El Desorden Penetrante del Desarrollo por otra parte No Especificada (PDD-NOS, por sus siglas en inglés), nos da la tercera categoría del espectro, es incluso una de las cinco categorías en el Desorden Penetrante del Desarrollo. Esta condición es considerada por algunos como la "atrapa todo" ya que comparte varias, pero no todos los síntomas del autismo.

Se ha dicho que el PDD-NOS es una disfunción neurológica. Una persona con esta condición puede tener desde un nivel ligero hasta uno grave, y generalmente, las habilidades sociales se cree son menos dañinas que aquellas del "autismo clásico". No existe una guía específica para diagnosticar el PDD-NOS y, debido a esto, ha sido difícil llevar a cabo investigaciones. La información limitada disponible, indica que el origen es genético o biológico. Se dice que afecta las funciones cerebrales, pero se cree que más de un origen puede estar envuelto.

Se dice que aquellos con la discapacidad de PDD-NOS son diagnosticados generalmente hasta una avanzada edad como "autistas clásicos." La razón de ello es que mientras un niño puede tener síntomas autistas, el niño es evaluado en todos los síntomas de PDD, hasta que han sido eliminados y, finalmente, es diagnosticado con PDD-NOS.

CARACTERÍSTICAS Y TRATAMIENTO

Un niño con PDD-NOS puede mostrar varias características, esto incluye fuertes e inusuales gustos y disgustos y un déficit en conducta social. Algunos pueden mostrar conductas repetitivas y desigual desarrollo de habilidades, siendo fuerte en algunas y débil en otras. Algunos muestran dificultades con los cambios de ambientes, mientras otros tienen reacciones poco comunes a alguno de los cinco sentidos. Un niño puede estar atrasado en la comunicación no verbal, así como en la comprensión del habla y del lenguaje. Una de estas características *no indica* que un niño tiene el PDD-NOS. La sola manera en que este desorden puede ser determinado, como todo en el caso de los PDD, es con una evaluación profesional. Se cree que este desorden afecta a tres de cada mil habitantes.

Siendo real en muchos niños con el espectro, una estructura es necesaria para los niños con PDD-NOS. Entre más preparación pueda tener un niño para asistir a un evento como ir a un restaurante, visitar a sus parientes o ir a caminar, el mayor beneficio que obtendrá de él. Lo opuesto, es decir, poca preparación, puede causar en el niño rabietas u otra conducta, lo mas seguro es que el niño no se va a beneficiar de la aventura que se le había preparado.

El tratamiento para un niño con PDD-NOS incluye un diagnóstico temprano, tanto como el de los otros espectros.

Este diagnóstico puede ayudar al niño a alcanzar su mayor potencial. El tratamiento puede incluir el Análisis Aplicado de la Conducta (ABA). Otros niños se pueden beneficiar de la terapia de juego, generalmente de los 3 a los 11 años si esto les ayuda con la comunicación, mientras que a otros les beneficia una terapia de integración sensorial. Otros niños con PDD-NOS se benefician significativamente de actividades como gimnasia y artes marciales. Estudios recientes muestran que la terapia musical juega un papel importante ayudando a algunos de estos niños.

El PDD-NOS es, dentro del PDD, el que se encuentra con la mayor necesidad de investigación ya que es el más desconocido de las cinco áreas del espectro. Esto se puede deber a que en esta categoría el niño puede ser localizado en un equipo de profesionistas que no se sienten cómodos ubicándolo en una de las cuatro categorías. Es por ello que lo considero en el diagnóstico de "atrapa todo."

LOS OTROS CDD -
SINDROME DE RETT Y EL DESORDEN
DESINTEGRATIVO DE LA INFANCIA

SINDROME DE RETT

El Síndrome de Rett es uno de los cinco del PDD. Algunas autoridades argumentan que esta mal clasificado en esta categoría. El desacuerdo se da ya que otros desónordenes, como el síndrome de Down, también tiene detalles autistas, pero no está clasificado como PDD. Los niños que sufren de síndrome de Rett, comúnmente exhiben conductas asociadas con el autismo, tales como estar balanceándose con el cuerpo y movimientos repetitivos de las manos.

El Síndrome de Rett es un desorden de debilitamiento neurológico que fue originalmente descrito por el austriaco Andreas Rett en 1966. No fue conocido en el mundo por dos décadas hasta que fue publicada la descripción de 35 niñas afectadas en Suecia, Portugal y Francia en 1999, Huga Zoghbi y Ruthie Amir, investigadores del Colegio de Medicina de Baylor, en los Estados Unidos, descubrieron la mutación en el gen MECP2, que se encuentra en la cromosoma X que es la causa del síndrome. Por lo que el Síndrome de Rett es un desorden genético, resultante de un defecto de un gen o de varios genes. Menos del 1 por ciento de los casos son hereditarios, la mayor parte de los casos al azar.

Las victimas del Síndrome de Rett nacen aparentemente normales, la circunferencia craneana es dentro de la normalidad y de recién nacidos, parece desarrollarse normalmente tanto en el aspecto físico, mental y conductual en los primeros meses de su vida. El bebe sonríe, se alimenta, alcanza objetos y desarrolla habilidades normales de su edad. Este crecimiento continúa por 6 o 18 meses. En este periodo los padres notan un cambio de habilidades, y empiezan a mostrar un "desarrollo regresivo," repentinamente se detiene la adquisición de nuevas habilidades y gradualmente, o ya bien, repentinamente, la perdida de las habilidades ya adquiridas.

El Síndrome de Rett afecta casi exclusivamente a mujeres, pero algunos hombres han sido diagnosticados con esta condición. Esto es muy raro y triste, ya que los niños mueren a muy temprana edad, comúnmente antes de los dos años de edad. Por alguna razón en los hombres es mas severo que en las mujeres. Las estadísticas muestran que una de cada 10 000 mujeres es afectada con el

Síndrome de Rett, pero los científicos creen que se ha subestimado el número real, ya que se les ha diagnosticado a muchas, erróneamente, con autismo o parálisis cerebral.

ETAPAS DEL SÍNDROME DE RETT

Consta de cuatro etapas. De previo al comienzo parece tener un desarrollo normal en el bebé.

Etapa 1: Los síntomas incluyen un retraso del crecimiento de la cabeza, generalmente entre los 6 y los 18 meses el bebe alcanza un crecimiento figurado, lo que incluye el gatear, sentarse, y moverse en posición de pie. En este momento para la adquisición de nuevas habilidades, esta etapa dura por unos meses, pero puede continuar por un año. Debido a que el niño había previamente mostrado algún progreso, la detención del aprendizaje de nuevas habilidades hace muy difícil identificar el Síndrome de Rett en este periodo.

Etapa 2: Comúnmente se inicia entere la edad de 9 meses y 4 años, pero particularmente entre los 9 y 12 meses. Puede durar por semanas o meses y tener un crecimiento gradual o rápido, es en este momento en el desarrollo de regresión realmente golpea, generalmente las habilidades manuales son perdidas, así como las adquisiciones del lenguaje. Aplaudir, escribir, y más son habilidades perdidas, puede haber episodios de irregularidades respiratorias, incluyendo apnea e hiperventilación. El niño experimenta dificultades con las habilidades de coordinación motriz. Generalmente es durante esta etapa que el crecimiento de la cabeza es obviamente lento, mucho más que en la Etapa 1.

Etapa 3: Generalmente se inicia entre los 2 y los 10

años, y es llamado *meseta* o etapa *pseudo-estacionaria.* Esto puede durar muchos años o hasta la muerte del niño. Problemas como ataques, apraxia (desorden neurológico pierde la habilidad de efectuar movimientos decididos, tales como caminar, incluso si el niño quiere hacerlo), motrices, se muestran en este periodo. Esto en el momento en que se da un mejoramiento de la conducta del niño, con menos rabietas, y una mayor socialización y menos conductas autistas. Este periodo puede mostrar un ligero mejoramiento del desarrollo de las habilidades, un incremento de atención cruzada y la atención del niño de su medio. Puede haber un mejoramiento de las habilidades comunicativas que continúan hasta la edad adulta. Es común en las muchachas el que se estabilicen y queden en este periodo. Los niños desafortunadamente no alcanzan esta etapa

La última etapa del Síndrome de Rett se da comúnmente a la edad de 10 años, y es comúnmente conocida como *el estadio tardío de* deteriorización *motora, esta categoría generalmente dura por años y* es caracterizada por la reducción de movilidad. Sin embargo es rara la perdida de la razón, comunicación, o de las habilidades manuales, el movimiento repetitivo de las manos se reduce, resultando en un debilitamiento muscular y en un endurecimiento. La muchacha que tenía habilidades de caminar puede dejar de hacerlo, ya que los músculos se debilitan y el tronco se endurece, la muchacha que alcanza su meseta generalmente queda en esta etapa el resto de su vida.

Un largo número de muertes de víctimas del Síndrome de Rett, son abruptas, comúnmente la muerte no tiene una causa identificable, pueden ser por perforación gástrica, por incautación, o paro cardiaco, por nombrar algunas causas.

Pero muchos jóvenes con este síndrome tienen una expectativa de vida de los 40 años o más.

Desafortunadamente no existe curación para el Síndrome de Rett, se realizan actualmente estudios promisorios, existen planes de diversos tratamientos, y la mayoría sugieren un incremento en las habilidades comunicativas, la mayor de las veces argumentando sistemas comunicativos. Servicios ocupacionales, de discurso, y de terapia física deben ser puestos a disposición para todos los niños que sufren de este síndrome.

El Síndrome de Rett es una discapacidad de por vida. Los padres o los encargados del cuidado, deben de entender todo lo que conlleva este síndrome, es importante estar familiarizado con cada una de las etapas, como también es importante asistir a seminarios, leer las ultimas investigaciones, y encontrar las agencias especializadas que pueden ayudar al crecimiento y a las necesidades de su niño. Afortunadamente usted ha sido bendecido o va a adquirir abundante paciencia, un mayor entendimiento de la vida, y un amor que no va a renunciar, y que no va a ser destrozado.

DESORDEN DESINTEGRATIVO DE LA INFANCIA (CDD)

El desorden Desintegrativo de la Infancia (CDD, por sus siglas en inglés), también conocido como síndrome de Heller, es una rara condición que usualmente ataca en el estadio tardío de la niñez, causando una tardanza en el lenguaje, en las funciones sociales, y en las habilidades motrices. También es una de los Desordenes Penetrantes del Desarrollo, difiere del autismo debido a la edad en que se da, el curso en que se desarrolla y en sus consecuencias. Este complejo desorden fue descrito inicialmente en 1908 por el educador austriaco Thomas Heller. Originalmente el CDD fue considerado como un desorden médico y se trataba de identificar con causas médicas, sin embargo después de que los investigadores estudiaron varias causas, no determinaron específicas causas médicas o neurológicas. Por esta razón fue categorizada dentro del PDD.

El niño se desarrolla normalmente, y el CDD le afecta alrededor de los 10 años de edad, cae en un estado de regresión, que puede ser súbita o gradual. Existen un número de signos y de síntomas, generalmente el niño pierde por lo menos dos habilidades mayores. Lenguaje, lenguaje receptivo, auto-atención y atención social, habilidades de juego y motoras. Muestra también daño en otras dos o más habilidades, interacción social, comunicación y patrones estereotipados o patrones de conducta, interés y actividades.

Las causas del CDD son desconocidas, estudios recientes sugieren que puede ser algo relacionado con la neurobiología del cerebro. Se ha determinado que aproximadamente el 50% de los niños con CDD tienen un encefalograma anormal. El CDD se asocia con ataques y los investigadores no han determinado si el CDD juega un rol en la epilepsia, pero en quienes tienen CDD se da con mayor frecuencia. El reducido de casos ha dificultado su investigación.

Se asocia con otras condiciones, incluyendo: enfermedad de almacenamiento de lípidos (construcción tóxica con un exceso de grasas en el sistema nervioso y en el cerebro), panencefalitis esclerosante subaguda (infección crónica del cerebro), y esclerosis tuberous (desorden genético).

El CDD generalmente ataca a 1 en 100,000 niños, los estudios recientes consideran que a sido sub-diagnosticado, originalmente se pensó que ataca a por igual a niños y niñas, hoy se considera que ataca a cuatro niños por una niña, similar al patrón del "autismo clásico."

EVALUACIÓN Y DIAGNÓSTICO

Los niños son generalmente evaluados después de que los padres notan la pérdida de habilidades previamente adquiridas. El médico puede primero tratar de eliminar un número posible de causas por medio del examen médico, y descartando la epilepsia y otras condiciones médicas. Se debe de realizar un examen de Rayos X para descartar un trauma o un tumor cerebral, el tratamiento puede ser un proceso arduo, y comprende el examen neurológico, genético, pruebas de comunicación y lenguaje, test de plomo, de oído y visión, y el inventario de conducta. Uno de los más importantes serían las pruebas de desarrollo, incluyendo las habilidades motoras largas, cortas, sensoriales, de juego, de cuidado propio, y cognitivas. El equipo de profesionistas va a desechar todas las posibilidades antes de llegar a la conclusión de que tiene CDD.

No existe cura para el CDD, no existen medicinas específicas para tratar este desorden, pero es importante darles todas las facilidades educativas posibles, que no se limiten a la clase en el salón, los padres deben insistir en que se le de terapia de conducta, ayuda psicológica, de lenguaje, terapia ocupacional y física en el momento apropiado. Es importante para todos, para los padres o quien esté al cuidado, al maestro, al terapeuta, de que cada persona es miembro de un equipo y que todos deben mantenerse informados de cualquier cambio que se observe en el niño.

Desafortunadamente el CDD tiene un pobre avance, peor que el de los niños con autismo. Desde que pierde el lenguaje, la cognición, las habilidades de cuidado propio y social, queda permanentemente incapacitado. La persona con CDD es normalmente ubicada en un internado o en un espacio de cuidados por largo tiempo.

Algunas familias recurren a la medicina alternativa para suplementar los tratamientos tradicionales, esto puede incluir dietas especiales, vitaminas y suplementos minerales. Otros padres recurren a la medicina alternativa buscando una "cura." Debemos enfatizar que, desafortunadamente, no existe cura para el CDD, al igual que tampoco la hay para el autismo. Es una diagnosis que rompe el corazón, los padres necesitan, y merecen, tiempo para aceptar y digerir este diagnóstico y entender que su hijo es especial en mayor medida que los otros niños.

CONCLUSIÓN

Existen varias cosas en común en todas las condiciones de PDD, subrayándolas todas parecen tener una falta de entendimiento a las causas, y una falta de investigación para saber como proceder y como enfrentar con los desórdenes específicos. Los investigadores hacen progresos, considerando que todas estas categorías apenas han sido identificadas. Suficientes evidencias han sido juntadas para reconocer que es imperativo diagnosticar en la edad temprana, y que un programa educativo individualizado para cada niño es clave para su futuro. Hoy no tenemos muchas respuestas, pero mañana está a sólo 24 horas.

CAPÍTULO 7

JERRY –

UN PROBLEMA DE PESO

Antes de que Jerry se uniera a mi clase, el Administrador del programa discutió conmigo su situación. Me explicó que el niño de cinco años provenía de una familia de "perfil alto" (en otras palabras, los padres del niño serían de trato difícil, demasiado exigentes o conocidos por ser problemáticos) y que necesitaba un salón de clases altamente estructurado. Cuando el administrador explicó sus razones para ingresar el niño a mi clase, lo tomé como un cumplido a mis habilidades para manejar situaciones difíciles. Me agradó la confianza depositada en mi persona.

Jerry fue diagnosticado autista aproximadamente a los tres años de edad e inmediatamente se le ubicó en un programa preescolar. Para su maestra fue muy difícil trabajar con él, principalmente debido a su comportamiento y concluyó que era imposible enseñarle. Los padres, según me fue informado y lo que pude leer en su reporte, culparon a la maestra. Aparentemente, el padre gritó a la maestra en más de una ocasión, por lo que una asistente fue asignada para estar con Jerry en la escuela a lo largo de todo el día. A los padres de Jerry no sólo se les consideraba un gran apoyo para su hijo, la madre pasaba todo el día en el salón de clases con él. No dudaba en comentar o cuestionar los eventos o procedimientos y siempre estaba dispuesta a expresar su opinión (normalmente) negativa. Como era de esperarse, la maestra y asistentes se sentían incómodos con su presencia en el salón de clases.

Algunos padres no comprenderán porque un maestro puede considerar su presencia en el salón de clases como algo perjudicial. Existen muchas razones. En general, un niño no coopera o actúa de manera natural cuando uno de los padres está presente. Esto inhibe cualquier progreso. Un buen maestro normalmente posee razones específicas para probar diferentes metodologías o para motivar a un estudiante de diferentes maneras. El padre puede no estar de acuerdo o no comprender estas acciones muy a pesar de su efectividad. Tener la presencia de un padre en el salón de clase crea también conflictos de confidencialidad con respecto a los otros niños. Es fácil para los padres presentes en un salón de clases escuchar a los asistentes o maestros hablar sobre otros niños o presenciar comportamientos que no les conciernen. *Siempre* animo a los padres a sentarse y observar a sus hijos por una hora, una mañana o tarde. Esto es un indicador de un interés genuino por la educación de sus hijos, sin embargo, el que un padre se siente hora tras hora, día tras día, en el salón de clases de su hijo me indica desconfianza en los maestros y sus asistentes.

Por ello, cuando el administrador del programa me informó que la madre de Jerry pasaba sus días en el salón de clases de su hijo, educadamente le expliqué que éste comportamiento era inaceptable. El estuvo de acuerdo y me dijo que apoyaría mi decisión al respecto.

Jerry asistió a una escuela pública durante el primer año con un horario bastante reducido. Accedimos a establecer un cronograma con el objetivo de aumentar gradualmente el número de horas diarias que Jerry asistía a la escuela durante un periodo de tiempo hasta lograr que asistiese a un día entero de clases.

LAS PRIMERAS DOS SEMANAS DE JERRY EN MI CLASE

La madre y el padre de Jerry lo acompañaron a la escuela el primer día. El padre era un hombre extremadamente grande, la madre, a pesar de tener sobrepeso, parecía gozar de una mejor condición física. En cuestión de minutos el padre dijo haber sido jugador de fútbol americano y siempre haber poseído una contextura grande. Teniendo en cuenta que su esposa era enfermera me pareció extraño no sólo que no pareciera preocupado por su peso si no que ofreciera información no solicitada sobre su contextura. También me preocupaba el hecho de que los padres estuvieran al lado de Jerry, besándolo, abrazándolo y haciendo más difícil mi trabajo cuando nos quedáramos a solas con él. Confrontando la situación directamente, caminé hacia ellos y les comuniqué la hora a la que debían regresar para recoger a Jerry. Sonriendo les aseguré que su hijo estaría bien. Me miraron con sorpresa pero caminaron hacia la puerta. Jerry comenzó a llorar fuertemente, no creo haber escuchado antes a un niño de cinco años llorar de esa manera. La madre caminó de espaldas hacia la puerta observando a su hijo. Jerry extendía los brazos como pidiéndole a su madre que regresara. Caminé hacia los padres y les expliqué que el niño se adaptaría a la situación pero no mientras estuvieran presentes. Ambos padres me dieron una mirada abierta a diversas interpretaciones, pero finalmente salieron.

En menos de media hora recibí una llamada de la madre de Jerry. Quería saber cómo estaba su hijo. No necesité responder ya que ella podía escuchar claramente sus gritos en el fondo. Traté de explicarle que Jerry se adaptaría en un periodo adecuado de tiempo.

Las pataletas de Jerry continuaron. Una de las asistentes educativas, nueva en mi clase, me comunicó unos días después que había trabajado en el salón de clases de Jerry el año anterior y que su comportamiento típico era el mismo. Cuando respondí que el niño eventualmente se calmaría me miró como cuestionándome, pero a la vez me dijo que deseaba que ese fuera el caso. La asistente continuó diciendo que era bueno que no les permitiera a los padres permanecer en el salón de clases.

Durante sus primeras las semanas de clases trabajé exclusivamente con Jerry. Era muy difícil lograr que se concentrara en cualquier cosa que no fuera juguetes o comida. Su contacto visual era muy limitado y su interés en cualquier tarea prácticamente inexistente. Frecuentemente utilizaba su brazo para tirar sus cosas al suelo o para lanzarlas lejos. Mis registros mostraban que a pesar de no estar cumpliendo con sus tareas Jerry estaba aprendiendo a permanecer sentado en su silla. La cantidad de tiempo que podía permanecer sentado incrementaba todos los días.

Un día alcanzamos un nuevo nivel. Previamente había intentado diferentes tareas sin éxito durante estas dos primeras semanas. Tomé un espejo de cinco pies y lo ubiqué al costado de Jerry. Él inmediatamente lo miró, empezó a sonreír y mostró una personalidad fantástica que no habíamos observado anteriormente. Le ofrecí uno de los sombreros de disfraz que teníamos en el salón y Jerry se lo puso inmediatamente. Increíblemente, el niño se observaba en el espejo y hacia sonidos como si se estuviese hablando a sí mismo. A pesar de que los sonidos no tenían un significado para mi, estaba extremadamente impresionado por el interés prestado.

Me senté con Jerry frente al espejo por un rato. Observar su cambio fue también emocionante para todos los asistentes y maestros. Todos tuvimos la oportunidad de presenciar como emergió su nueva personalidad. A partir del día siguiente las pataletas de Jerry disminuyeron progresivamente.

Los llantos y gritos de Jerry disminuyeron gradualmente sin llegar a desaparecer. Cuando no obtenía lo que quería, cuando estaba muy cansado o cuando tenía pensamientos que no podía expresar o entender explotaba en gritos, pero estos ataques disminuyeron considerablemente.

Las pataletas cada vez menos frecuentes cambiaron en tono y textura. Su repertorio consistía en llorar y gritar hasta que una nueva rutina era agregada, en este caso pisadas fuertes. A continuación agregaba un nuevo componente a su pataleta: se tiraba al piso. Este comportamiento era particularmente fuerte cuando estaba relacionado a comida

EL PESO DE JERRY ESTA FUERA DE CONTROL

El peso de Jerry era una de mis preocupaciones principales. Era el estudiante autista más joven con el que había trabajado hasta ese entonces y consideré que una dieta era de importancia. Llevé a Jerry a la oficina de las enfermeras cuando empezó la semana escolar y descubrí que a los cinco años pesaba 147 libras. Mi preocupación por su sobrepeso era compartida por la enfermera y por el representante del centro regional. Todos acordamos que una reunión con los padres era necesaria.

Antes de la reunión le pedí a la madre de Jerry que mantuviera un diario de sus comidas durante dos semanas. Todas las partes interesadas participaron de la reunión con la única excepción del padre de Jerry que se encontraba trabajando. Como profesor de Jerry fui el primero en dirigir la palabra. Mencioné mi preocupación por su obesidad y los problemas de salud ésta podía causar, como diabetes y problemas cardiacos aún en un niño tan pequeño.

Mi equipo y su madre me mostraron su apoyo. La madre de Jerry culpó los malos hábitos de comida de su hijo al padre. Continuó diciendo que su esposo le permitía a Jerry comer lo que quisiera, cuando quisiera, y mencionó que Jerry y su padre podían sentarse juntos y comer un galón de helado mientras veían televisión.

Sin embargo, al revisar el diario de comidas de Jerry identificamos pocos alimentos que podían causar tanto sobrepeso. La enferma preguntó si era posible que el niño tuviera acceso a comida que no estuviese registrada en el diario, la madre indicó que era posible, pero que registró toda la comida de la que ella tenía conocimiento.

Después de que la madre se retirara, el resto del grupo discutió sobre lo poco que se había logrado en la reunión. La madre había estado más a la defensiva que cooperante y su diario de comidas, aunque meticuloso, era sospechoso

Luché contra los hábitos alimenticios de Jerry durante los dos años y medio que estuvo en mi clase. Monitoreaba su peso y enviaba sus resultados a la enfermera y sus padres. Hubo sólo un periodo en el cual, por varios meses, mantuvo e inclusive logro perder algo de peso.

Hacia el final de su permanencia en mi clase, Jerry había crecido tanto y ganado tanto peso que se tornó difícil para algunos de mis asistentes trabajar con él. Un grupo de asistentes femeninas de contextura pequeña reportaron que no podían trabajar con Jerry, específicamente si el niño caía, o se tiraba, al suelo, cosa que hacía cuando no lograba lo que quería. El tamaño y peso de Jerry eran un obstáculo para llegar a él. Después de casi tres años, antes de que cumplir los ocho años de edad Jerry pesaba más de 250 libras.

UNA NUEVA AVENTURA: EL PRIMER VIAJE EN AUTOBUS DE JERRY

Cada niño en mi escuela tenía un Plan Individualizado de Educación (IEP, por sus siglas en inglés), un documento legal que especifica y explica qué servicios recibirá el niño en la escuela y el porqué de los mismos. Una de las metas que fijé para Jerry en su IEP fue el que empezara a utilizar el autobús para llegar o regresar de la escuela. Su padre apoyó esta meta, su madre, atemorizada, luchó contra ella con uñas y dientes.

Le aseguré repetidamente que los conductores eran profesionales y que sólo transportaban estudiantes con necesidades especiales. Los planes de la madre de estudiar enfermería la forzaron a aceptar, sin embargo, entrevistó al conductor del autobús de Jerry antes de su primer viaje. Aparentemente satisfecha de saber que el conductor no había tenido accidentes o violaciones de tránsito, permitió que Jerry utilizara el servicio de transporte. Los primeros días Jerry parecía desorientado, pero gradualmente llegó al punto de disfrutar del corto viaje hacia la escuela. Este fue un gran logro para él y para su madre, para ser honestos, ésta era la primera vez en la que Jerry había subido a un vehículo con un "extraño."

UNA GRAN SORPRESA

Poco después de que los exitosos viajes en autobús comenzaran, recibí un mensaje telefónico de la madre de Jerry pidiéndome que le devolviera la llamada. Al hacerlo me comunicó que su hijo podría estar particularmente distraído o confuso esa mañana debido a que su padre se había mudado a Hollywood.

Me quedé atónito. No sabía que el padre estuviese considerando mudarse. Me pareció extraño que renunciara a su trabajo y se mudara 400 millas al sur. La madre parecía tranquila con la situación, me dijo que una mudanza no se había discutido con la familia. Su esposo había decidido repentinamente mudarse a Hollywood a pesar de no tener un trabajo en esa ciudad. Me fue difícil procesar y comprender la información, pero finalmente concluí que tenía que haber información a la cual no tenía acceso.

El siguiente viernes, la madre de Jerry llegó a mi clase acompañada de su hija, una estudiante de escuela secundaria muy agradable. La hermana de Jerry cursaba el primer año cuando su hermano llegó a mi escuela. Durante los meses en los cuales había dejado de verla, había ganado peso hasta convertirse en una persona extremadamente obesa, hecho que me pareció desafortunado. Se trataba de una muchacha inteligente que mostraba mucho cariño, preocupación y comprensión hacia su medio hermano (el padre de Jerry era su padrastro). Durante nuestra conversación se me informó que el padre llegaría a casa esa tarde pero que volvería a partir el domingo. Mientras la madre hablaba, su hija tenía una expresión que implicaba su deseo de que el padre de Jerry no llegara esa noche, lo cual motivó risa en su madre. Las siguientes semanas supe que el padre de Jerry se había mudado a un motel con una mujer que había conocido la primera vez que estuvo en Hollywood. La madre parecía angustiada pero trataba de ignorar la situación como si esto fuera la mejor para ella y sus hijos. Continuó con su educación al igual que su hijo Jerry quien alcanzó logros realmente positivos.

Jerry tenía una personalidad contagiosa. Adoraba hacer muecas, torcer y girar su cuerpo, hacer ruidos extraños, hacer burbujas con su saliva y a veces reía histéricamente. A la mitad del año, tanto él como su madre habían superado el miedo al viaje en el autobús escolar. Llegamos al punto en el cual Jerry tomaba el autobús hacia y desde la escuela y participaba en caminatas diarias. Podía sentarse y hacer su tarea aunque frecuentemente saltaba y corría hacia el patio exterior. Cuando lo alcanzábamos reía con muchas ganas lo que provocaba más risas aún entre nosotros. Sus gritos y llantos regresaban algunas veces pero habían cesado casi por completo. Estas mejoras continuaron durante los siguientes meses del segundo año de Jerry en mi salón de clases.

LA PRESENTACIÓN DE JERRY AL GIMNASIO – UN NUEVO COMPORTAMIENTO

Cuando llevábamos a los estudiantes al gimnasio o cuando nos encontrábamos en la máquina escaladora el personal se sorprendía con la gracia y agilidad con la que Jerry se conducía. Podía echarse boca abajo sobre una tabla rodante y propulsarse así mismo a través de todo el gimnasio.

Podía fácilmente moverse a través de los túneles, caminar entre tablas estrechas, saltar en el trampolín y volar alto en el columpio. Era uno de los pocos estudiantes en Palos Verdes que poseía esas habilidades. A pesar de su obesidad era muy coordinado y jugar se volvió pronto lo que deseaba hacer durante todo el día escolar. Una vez que comprendió la diversión que podía encontrar en el gimnasio no sólo corría hacia el patio interior durante sus lecciones, empezó a escapar de clase para ir al gimnasio.

Al principio estas "escapadas" no representaron un problema. Sin embargo, al hacerse cada vez más frecuentes tuve que coordinar una reunión con mi equipo para llegar a un acuerdo sobre el tema. Tomé parte de la responsabilidad por estas "escapadas" ya que las había encontrado divertidas en un principio. Ahora sin embargo, representaban un verdadero problema. Discutimos varias soluciones posibles al problema. A pesar de que para entonces había estado en Palos Verdes por un largo periodo de tiempo desconocía que podían instalarse cerraduras tanto en las puertas traseras como delanteras. Discutí esta posibilidad con el administrador del programa, quien inmediatamente instruyó al conserje a que las instalara. Considerando que los miembros del equipo podrían eventualmente olvidar cerrar las puertas con llave, que alguna vez quisiéramos dejar la puerta abierta para disfrutar de la brisa o que tuviéramos visita también consideramos un plan alternativo.

Movimos el escritorio de Jerry al fondo del salón, de esta forma le tomaría más tiempo saltar de su asiento y correr a la puerta. Nuestra atención estaba centrada en darle al equipo el tiempo suficiente de detenerlo antes de que llegara a su objetivo.

Al día siguiente estábamos preparados para las mañas de Jerry. Su primer intento de abandonar el salón de clases para correr hacia el gimnasio terminó en una voltereta cuando la puerta no abrió. Empezó a reír, pero siguió las indicaciones que le pidieron regresar a su asiento. Esto sucedió repetidamente durante el primer día. Durante los siguientes días Jerry observaba detenidamente la cerradura y empezaba a correr en el momento en que esta no estaba asegurada. Sin discutirlo con el resto del equipo decidí poner a Jerry en un corral (rodeé su escritorio con tres paredes). Esto pareció limitar sus escapes. El problema estaba casi resuelto aunque aún lograba salir del salón en ocasiones.

EL ÚLTIMO AÑO DE JERRY EN MI SALÓN DE CLASES

La madre de Jerry continúo sus visitas regulares al salón de clases. Estas eran positivas ya que al estar satisfecha con el progreso de su hijo simplemente buscaba reunirse conmigo y mi equipo. Solía traer golosinas como regalo y varias veces comida filipina para todos, lo cual era bienvenido por todo el equipo. Otras veces venía con su hija, quien se encontraba maravillada con los avances de su hermano. Fue en esta época que Jerry empezó a perder peso. Su madre monitoreaba su comida con detenimiento y lo llevaba a caminar diariamente. Estas actividades empezaron luego de que le expresara mi preocupación por el hecho de que Jerry perdiera el aliento tras la más mínima actividad física, también le comuniqué que una vez echado en el suelo a Jerry le era muy difícil levantarse por sí mismo. Según la madre, la ausencia del padre hacía todo más fácil. Sin embargo, cuando el padre regresaba a casa cada viernes en la noche, Jerry revertía todo lo aprendido y regresaba a su comportamiento anterior durante todo el fin de semana.

Meses más tarde, de un momento a otro, el padre de Jerry regresó a casa y empezó a visitar el salón de clases de manera regular. Al ver los avances de su hijo, constantemente alababa mi trabajo y el de mi equipo. Siempre hacía tiempo para participar en las actividades escolares de su hijo y en las fiestas del salón de clases. Su cercanía y dedicación hacia Jerry eran admirables. Desafortunadamente nunca llegó a entender la seriedad de mi preocupación por la salud de su hijo. Al hablar del peso de Jerry siempre decía que lo había heredado de él – huesos grandes y contextura gruesa. No tuve éxito en tratar de sacar al padre de su estado de negación.

Un día, al principio de la primavera del tercer año de Jerry en mi salón de clases sus padres lo trajeron a la escuela. Le pedí a Marciel que se quedara con el niño dentro mientras el resto del equipo estaba afuera recibiendo a los niños que venían en el autobús. En el momento en que salía del salón de clases escuché a Maricel levantar la voz, algo raro en ella. Volteé a ver qué sucedía y vi que ella hablaba con la madre de Jerry.

Continué caminando hacia el pasillo cuando escuché al padre de Jerry hablarme. Parecía preocupado, algo raro en él también. Le dije que nuestro equipo no era numeroso y que en ese momento estaba ocupado por lo que regresaría a atenderle lo antes posible. Cuando salí, le dije a Henry que estaba preocupado por lo que podría estar sucediendo dentro del salón, hablamos brevemente y coordinamos un plan. Sabía que Henry podía manejar la situación fuera por lo que regresé al salón de clases.

Una vez dentro, vi a Marciel parada a cierta distancia de los padres. Sentí el ambiente tenso por lo que pregunté, "¿qué sucede?" Marciel, llorando y en voz alta, me dijo que el padre de Jerry la había empujado y que ella casi había caído al suelo. Al estar visiblemente afectada, le pedí a Marciel que esperara afuera y pedí a los padres que se quedaran con Jerry. A continuación fui a la oficina de la administradora del programa e interrumpiendo una llamada telefónica al abrir su puerta, le expliqué lo que había sucedido y le dije que la necesitaba en el salón de clases inmediatamente.

Nunca me había enfrentado a una situación similar en todos mis años de experiencia docente. Como director de una escuela privada había recibido algunas amenazas, pero entonces yo tenía el control y tomaba las decisiones, nada se podía comparar a lo que estaba viviendo en ese momento como maestro.

Junto con la administradora del programa regresamos al salón de clases. Pude observar lo molesto del padre de Jerry en su cara, por otro lado, su esposa tenía una mirada triste y preocupada. La administradora del programa les pidió a los padres que fueran hacia su oficina. En ese momento todos los niños se encontraban en el salón de clases. Le dije a Henry que lo necesitaba en la reunión y aceptó. Antes de salir le pedí a Marciel, aún asustada, que me explicase lo sucedido. Ella me dijo que se encontraba hablando con la madre de Jerry cuando el niño encendió la televisión del salón de clases. Marciel la apagó ya que las reglas estipulan que no está permitido ver televisión durante el día y que a los niños no les está permitido encenderla. Aparentemente al padre esto le pareció extremadamente grosero, le gritó y luego la empujó.

Al llegar a la reunión el padre de Jerry me contó una

historia similar a la de Marciel, pero negó haberla empujado. Aceptó haberla tocado pero no empujado. Antes de terminar la reunión el padre de Jerry exigió que se le impidiera a Marciel trabajar con su hijo. Inmediatamente comprendí que esta exigencia sería difícil de cumplir ya que todos trabajamos con todos los niños. Si alguno de nosotros observa a un niño haciendo algo inadecuado era natural que esa persona interviniera. El padre de Jerry nos estaba pidiendo que esto no sucediese.

Al hablar con Marciel después de clases, me dijo que el padre de Jerry le daba miedo. Ya que vivía cerca de su casa, le preocupaba lo que el señor pudiese decir o hacer cuando ella estuviera fuera de la escuela. Luego, cuando regresé a casa esa tarde encontré un mensaje del padre de Jerry. Obviamente molesto me hacía exigencias adicionales. Me sentí confundido, pero finalmente concluí que mi principal preocupación era Jerry y que Marciel tenía todo mi apoyo

Al día siguiente, Marciel, quien pesaba menos de 100 libras, fue a la estación de policía a presentar una denuncia y pedir una orden de restricción en contra del padre de Jerry, quien probablemente pesaba cerca de 400 libras. La denuncia no fue vista con buenos ojos por la administradora del programa, es más, considerando el mensaje que escuché en el teléfono del salón, entendí la reacción del padre de Jerry la noche anterior, luego de haber sido interrogado por la policía.

Los siguientes días fueron difíciles. El administrador del programa transfirió a Jerry a otra escuela, debido a la orden de restricción por parte de Marciel hacia el padre, y las demandas del padre de mantener a Marciel lejos de Jerry. Esto fue particularmente difícil para mí. Había presenciado grandes avances en Jerry y ahora no lo tendría más en mi clase.

La policía interrogó a varios miembros del equipo en nuestro salón de clases, incluida Leilani, quien había presenciado el incidente y quien corroboró la versión de Marciel de haber sido empujada y de haber estado a punto de caer al suelo. Debido que Marciel solicitó se renovara la orden de restricción tanto ella como Leilani, la administradora del programa y yo tendríamos que ir a corte. Nunca había estado en una situación parecida.

A pesar de haber tenido pocas discusiones con la madre de Jerry sobre la condición de su hijo, el abogado que nos proporcionó el condado me indicó que era mejor cortar toda comunicación con ella. No solo había perdido a Jerry, ahora todo contacto con sus padres había también llegado a su fin.

La experiencia en la corte fue terrible. Nunca había estado en la silla de los testigos. La apariencia del juez más que agradable era la de un hombre de mediana edad, molesto con ganas de terminar el día de trabajo e irse a su casa. Cuando nuestro abogado presentó el caso, el juez lo interrumpió varias veces declarando partes de la historia como irrelevantes. Luego nuestro abogado soltó una bomba: el padre de Jerry tenía 17 órdenes de restricción en contra de él. Los cuatro estábamos más que asombrados.

Creo que todos hicimos un trabajo adecuado con nuestras declaraciones, cuando el abogado me hizo las preguntas respectivas y respondí con comentarios negativos sobre el padre de Jerry pensé en todos sus progresos y comprendí que nunca más formaría parte de su vida. Había trabajado con el niño poco menos de tres años y había llegado a conocerlo bastante bien.

El juez ordenó la orden de restricción en contra del padre. Cuando salimos de la corte sentí las miradas de desprecio de parte de los padres de Jerry. El niño permaneció en otro salón de clases del condado por cerca de un año. Debido a que era amigo del nuevo maestro me mantuve al tanto de su progreso durante las reuniones las reuniones mensuales del equipo. Se me informó que su desarrollo era lento y que continuaba ganando peso. Finalmente un día, de un momento a otro, supe que la familia se había mudado repentinamente a Los Ángeles. Nunca volví a escuchar de ellos.

CAPÍTULO 8

EL IEP –
UNA LLAVE AL FUTURO DE SU HIJO

ACTA DE LOS INDIVIDUOS CON
DISCAPACIDADES (IDEA)

Dependiendo de la zona geográfica del lugar en donde vive – lo cual es el factor que determinará los recursos disponibles para Educación Especial así como los maestros y administradores con quienes usted trabajará – su hijo, como otros niños, será asignado a un salón de clases designado por el Distrito Escolar. Gracias a la ley para individuos con capacidades diferentes (IDEA por sus siglas en inglés) de 1990, es requerido por ley que su hijo autista sea colocado en lo que se le llama un "ambiente menos restrictivo" (LRE por sus siglas en inglés). Esto significa que los administradores de la escuela deben consultar con usted antes de asignar a su hijo en un programa de educación especial o que permanezca en un salón de clases regular. Como padre de un niño autista es importante para usted el leer y entender la ley IDEA para que le sean familiares sus derechos como padre. Entre mayor conocimiento usted tenga sobre como la ley fue creada para ayudar a su hijo, mayor cantidad de servicios su hijo recibirá para satisfacer sus necesidades.

La Ley para Individuos con Capacidades Diferentes

(IDEA) requiere ser discutida con mayor detalle para que entienda la importancia de esta ley en lo que respecta a la educación de su hijo. Los padres deben saber que los servicios educativos están disponibles, a través de esta ley (IDEA) para niños de 3 a 21 años. IDEA cubre ocho distintas categorías, siendo el autismo es una de ellas. Aunque existen ocho categorías, los padres deben saber, por ejemplo, que si un niño de seis años con un desempeño alto diagnosticado con el síndrome de Asperger, el distrito escolar puede argumentar que el niño no requiere de servicios especiales. Es en este momento, en que Usted como tutor del niño, debe solicitar servicios especiales (tales como educación física adaptativa, terapia del lenguaje, o cualquier asistencia que sea requerida). También existen ocasiones en las que el distrito este en desacuerdo con las necesidades de su hijo a través de evaluaciones realizadas por ellos. En otras palabras, no importa cual sea el diagnóstico que le hayan dado de su hijo, usted debe hacer referencia a todos los *registros escritos* que usted mantiene meticulosamente desde que su hijo fue diagnosticado. Es también muy importante recordar que si el distrito continúa en desacuerdo y argumenta que su hijo es altamente funcional, usted como padre, puede elegir el que su hijo sea clasificado bajo alguna otra de las ocho categorías de IDEA, como "otros deteriores de salud". En algunas ocasiones, el distrito escolar puede ser más flexible en el diagnóstico, y autorizar servicios en esta categoría, a diferencia del autismo, porque las otras categorías son consideradas por lo general menos severas.

Quiero enfatizar una vez más la importancia que tiene el que usted mantenga archivos escritos – en los cuales se incluya desde los más insignificante hasta aquellos documentos importantes de su hijo – de los cuales en un futuro podrá requerir hacer referencia.

EL PLAN DE EDUCACIÓN INDIVIDUALIZADA
(IEP por sus siglas en inglés)

La primera sesión en IEP por lo general tiende a ser intimidante para algunos padres. (Si su hijo tiene menos de tres o cuatro años de edad, esta reunión formal se llamará Plan de Servicio Familiar Individualizado (IFSP por sus siglas en ingles.) El distrito escolar puede elegir el enviar solamente a un maestro, el representante de IEP, y a una persona representando al distrito escolar. En otras ocasiones, especialmente si el distrito considera que pueden existir problemas durante el IEP, puede enviar a todo un equipo, que puede incluir al psicólogo escolar, diferentes terapeutas, y a quien considere necesario. El número de representantes del distrito depende de muchos factores. Por ejemplo, uno de mis estudiantes en una ocasión tuvo a 17 adultos en una reunión de IEP, aunque parezca difícil de creer. La primera sesión es crucial porque es donde se determina si su hijo califica para el programa de servicios de educación especial.

Previo a esta sesión, usted debe estar listo para preguntar y obtener información acerca de si su hijo califica para educación especial. Es muy importante el saber esto con antelación.

Si a usted le comunican que su hijo no califica, entonces usted debe estar preparado para presentar el caso con tranquilidad e inteligencia. Usted puede decidir el llevar a un abogado para discutir los diferentes puntos. Este es un momento en que los padres pueden elegir ser representados por un abogado que se especialice en esta área. Sin embargo, esta opción, requiere ser evaluada cuidadosamente. Un abogado en un IEP automáticamente da señales de problemas al distrito. Usted requiere de servicios que ayuden a su hijo y no problemas. Por lo general, lo mejor que los padres pueden hacer cuando los servicios les han sido negados es: escuchar a lo que el distrito tenga que decir, y después negarse a firmar el IEP.

Como maestro de educación especial. Yo siempre les recomiendo a los padres, aunque en ocasiones sea muy difícil, que *siempre* traten de llevarse bien con el personal de la escuela. El mostrarse enojado, desagradable, demandante, o simplemente muy negativo, forma un patrón de la forma en la que el personal del distrito lo va a ver en el futuro. Estas emociones negativas, aunque sean entendibles, inmediatamente envían una bandera roja. Recuerde que todos los desacuerdos y preocupaciones pueden ser tratados en una reunión formal, en donde se escuche a ambas partes, y se podrá llegar a un acuerdo siempre y cuando todas las partes involucradas se mantengan con una mentalidad abierta y agradable.

Si a su hijo se le niegan los servicios, el siguiente paso es el pedir al distrito que provea (sin costo para usted) a un Evaluador Educativo Independiente (IEE por sus siglas in inglés). El niño tiene derecho a esta evaluación. En la mayoría de los casos, el distrito le va a ofrecer a usted, el tutor, una lista de los evaluadores independientes. Recuerde también que usted es libre de escoger a quien usted decida.

Una vez que su hijo a sido seleccionado para un programa de educación especial. IDEA básicamente permite una variedad de opciones que están disponibles para que su hijo. Desafortunadamente, un corolario fácil de entender es el hecho de que el distrito pondrá especial atención en el costo que ésto tendrá para ellos. Su trabajo como tutor del niño, es el luchar para obtener lo que es mejor para su hijo y solicitar los servicios que usted sinceramente cree que su hijo necesita.

Es imprescindible que usted se auto eduque – conozca que servicios están disponibles, este atento de lo programas del distrito, y conozca cuales son los mejores para las necesidades educativas de su hijo. Mantenga anotaciones de los hechos que apoyen su caso.

Cuando se prepare para un IEP, tenga en mente los *Objetivos y Metas*, ya que ellos son de su hijo. Cada uno de ellos debe ser enfocado a las necesidades específicas de su hijo, no a necesidades genéricas de niños diagnosticados y con un promedio de edad parecido. Las metas deben ser específicas y medibles y, de preferencia, que se puedan cumplir en un año. (De cualquier forma, todos deben estar conscientes que las metas pueden continuar y continuar. Por ejemplo, una meta puede ser el aprender los números del 1 al 10 puede ser un objetivo rápido. El siguiente IEP puede extenderse en esto para incluir los números del 11 al 25 en conjunto con otras metas en los que el niño aprenda a adicionar los nuevos números junto con los anteriores). Una vez que las metas y objetivos han sido establecidos, se les sugiere a los padres que periódicamente verifiquen con su maestro para determinar si el niño va por el buen camino con cada meta. En otras palabras, no tiene que esperarse hasta el siguiente año en la reunión del IEP para que se le informe que ninguno de las metas fueron logradas o que solo una o dos metas se cumplieron. Si usted monitorea esto durante el año, no habrá ninguna sorpresa.

Las metas abarcan todo lo que su hijo requiere aprender para poder progresar en la escuela y en la vida. Si, por ejemplo, usted descubre que su hijo tiene dificultades en tomar un lápiz, entonces usted puede incluir esto como una meta. Un IEP a estas alturas puede ser un momento oportuno para solicitar a un terapeuta físico, en los que se permita de 20 a 30 minutos por semana en ayuda de uno a uno. Si usted se da cuenta que su hijo no esta pronunciando palabras correctamente, o si existe algún impedimento en el habla, entonces este es el momento ideal para pedir la ayuda personal de un terapeuta del habla. Como el maestro conoce sus preocupaciones antes de la reunión de IEP, el/ella puede ofrecer apoyo para estos servicios. Generalmente, si se tiene el apoyo del maestro para estos servicios, el distrito tiende a autorizarlos, aunque podrán estar en desacuerdo del número de minutos asignados por semana. Nuevamente, los minutos equivalen a señales de dinero para el distrito escolar.

Yo por lo general invito a los padres a que asistan a una sesión previa de IEP antes de que se lleve a cabo la sesión real. Yo les pregunto que es lo que desean incluir en los objetivos y metas. Si no pueden asistir a una sesión previa de IEP, les hago una llamada telefónica o les envío una nota personal pidiendo sus sugerencias. Por lo general, llegamos a un entendimiento mutuo de metas y objetivos que satisfacen a todos los involucrados.

Existen diferentes opiniones en cuanto a si es recomendable el firmar el documento legal del IEP durante la sesión. Esto es algo que usted debe pensar antes de la reunión del IEP, porque por lo general pasa rápido, y usted puede sentirse ansioso o nervioso, especialmente si usted es el tipo de persona que responde automáticamente cuando tiene la pluma en su mano. Usted tiene la libertad de negarse a firmar este documento durante la sesión. Es enteramente su decisión, no importa que tipo de presión o argumento le presenten. Si usted elige no firmar el

documento legal en ese momento, usted tendrá la
oportunidad de leer el IEP una vez que regrese a casa
donde no se involucra tanto estrés, emoción y presión. Si
usted cree que está de acuerdo con el IEP, pero si por
alguna razón usted se encuentra con algo con lo que no
esté de acuerdo, usted debe enviar una nota formal o una
carta en la que especifica su desacuerdo. Usted también
tiene el derecho legalmente de incluir un *Anexo de Padre*.
Ésta es una declaración escrita indicando cualquier
desacuerdo que usted desee expresar y su posición en
cualquiera de los puntos cubiertos en el documento. Usted
también puede presentar un Anexo de Padre en una reunión
de IEP si tiene preocupaciones, o si sabe desde antes, que
usted no va a estar de acuerdo con el IEP. En este
documento usted puede escribir sus propias metas para su
hijo.

A esta altura, cuando usted pensaba que ya le es
familiar el proceso completo de IEP así como sus diferentes
opciones, a usted se le puede introducir a algo nuevo
llamado Evaluaciones Funcionales de Conducta
*(Functional Behavior Assessments FBA por sus siglas en
ingles).* Esta evaluación tiene que ver con el
comportamiento del niño. Usted tiene el derecho a pedir
que un profesional observe y evalúe a su hijo para
determinar la causa del comportamiento no deseado, y para
determinar un plan que incluya el tipo de intervención que
será usado para extinguir el comportamiento no deseado.
También existe el Plan de Intervención de Comportamiento
(BIP pos sus siglas en ingles). Éste es un componente del
FBA en el cual un plan escrito de intervención de conducta
es seguido ya sea por un maestro, u otro personal de la
escuela que trabaje con el niño.

Como maestro, quiero enfatizarle al padre que cuando

existe la posibilidad de un gran desacuerdo en una sesión de IEP, el proceso es tan difícil para el maestro como lo es para el padre. El maestro quiere apoyar al padre, o, más importante y al objetivo, al niño. Como quiera, se da en ocasiones que cuando el director del maestro discute un próximo IEP con el maestro o con varios terapeutas con antelación. Así pues, el maestro por lo general ya sabe lo que será ofrecido, y que servicios se van a restringir o se van a quitar. Sin embargo, estas propuestas serán aquellas ofrecidas por el distrito escolar, usted como padre, como tutor, tiene el derecho y la oportunidad de luchar por las necesidades que merece su hijo para recibir los servicios más apropiados.

Aunque en casi todas mis reuniones de IEP han sido amistosas. También he pasado por algunas en las que es como si estuviera esperando a que una bomba este a punto de explotar. El tutor de un niño, un abogado, o cualquiera presionando por las necesidades especificas del niño, en algunas ocasiones se convierte en subyugante así como insultante hacia el programa. Es mi teoría que las mayores explosiones se dan en los primeros años de educación. Siento que los padres empujan más y están determinados a obtener lo que desean para niños de esta edad. Cuando yo enseñe a estudiantes más grandes, los IEP eran en su mayoría amistosos. Mi creencia, en cuanto a esto, es que conforme el niño crece, los padres aceptan a sus hijos, y se dan cuenta y entienden que el niño esta avanzando tan bien como puede así como los maestros y personal.

SERVICIOS DISPONIBLES PARA SU HIJO, MEDIACIÓN, Y PROCESO DEBIDO, ADA

Existen una variedad de servicios para los cuales su hijo puede calificar y tener derecho. Los servicios más comunes son de habla/lenguaje y auditiva, servicios psicológicos, y de terapia ocupacional y física. Es muy importante el entender que también otros servicios menos conocidos también están disponibles. Estos incluyen transportación, servicios de salud escolares, recreación terapéutica, y un programa de escuela de verano. Usted, el padre, tendrá un mejor conocimiento en el porqué es a veces difícil recibir todos los servicios que usted pide cuando se da cuenta que algunos programas requieren mas de 40 horas por semana en asistencia de uno a uno con el niño y su terapeuta. El costo de este solo servicio puede ser en promedio de $40,000 dólares estadounidenses por año.

Dependiendo de la edad de su hijo, usted también se dará cuenta de otros programas de IDEA que se requiere que se ofrezcan al niño. Servicios de transición, por ejemplo, debe ser ofrecido a cualquier niño que llegue a la edad de 16; esto puede incluir capacitación para un trabajo y otras habilidades importantes para ayudar a su hijo en la medida en que se aproxima a la edad adulta. El programa *"Stay Put"* permite a su hijo el mantenerse en el último programa en el que estuvo, si eso es lo que se acordó. "Stay Put" significa que su hijo se mantendrá en el ultimo programa indicado por el IEP. Educación Compensatoria (*Comp Ed*) es otro servicio disponible para un estudiante quien pueda en cierta forma probar que su último programa indicado fue inadecuado.

Usted también debe estar consciente de que en el 2004 se hicieron reformas a IDEA. Esta información es importante porque nos dice claramente las reglas especiales que aplican para estudiantes de educación especial en cuanto a disciplina. (Ver 20 USC 1415[K]).

Si usted tiene una diferencia con el distrito escolar, y no se puede llegar a un acuerdo, usted puede llevar su desacuerdo a mediación y después al proceso debido.

Mediación involucra a usted, el distrito escolar y a un tercero neutral quien escucha y lee lo que le es presentado y después trata de llegar a un acuerdo por escrito entre usted y el distrito escolar. Durante el *proceso debido*, usted atiende a una audiencia. Aparte de usted y el distrito escolar, se encuentra un oficial quien va a escuchar el caso y después va dar un fallo. Esto puede ser intimidante, como testigo experto, la interrogación y la presentación de evidencias (es muy parecido a un juicio en una corte) toma lugar durante la audiencia. Aparte del factor intimidante, el costo del abogado y otros gastos hace que esto sea muy costoso para algunas familias.

A usted también le interesa estar familiarizado con ADA por sus siglas en ingles (Ley para Americanos con Capacidades Diferentes) y la sección 504. Esta es una ley muy importante que se desarrollo para impedir la discriminación hacia su hijo. Entre otras cosas incluye el derecho para que su hijo participe en excursiones y todas las actividades escolares. Lo que yo he descubierto con esta Ley que prueba que es muy importante son los equipamientos. Los equipamientos pueden incluir equipo necesario, así como tableros de comunicación, sistemas visuales de apoyo, un programa para un sistema de lenguaje interactivo, rampas para sillas de ruedas – la definición depende de la interpretación por todas las partes involucradas. Básicamente, ADA pretende que su hijo tenga el mismo derecho que se le da a cualquier otro estudiante, y que si su hijo no puede participar debido a que no puede caminar, por ejemplo, entonces la escuela debe proveer las rampas para asegurar que su hijo pueda vencer los obstáculos a los que se enfrenta para tener el mismo derecho.

ASIGNACIÓN DEL AULA

Dependiendo en donde su hijo ha sido diagnosticado en el espectro del autismo, usted tiene varias opciones. Estas incluyen escuela en casa, escuelas privadas, escuelas privadas especializadas, salones de clase para apoyo a niños autistas en escuelas públicas, salón de clases con necesidades especiales. Nuevamente, el tamaño de su distrito escolar y su presupuesto anual determinaran las opciones que usted tenga disponibles así como los servicios que le serán provistos.

Si usted decide que la mejor opción es la educación en casa, entonces, dependiendo de las habilidades de su hijo, usted será considerado un Santo. Puede ser una tarea de gran esfuerzo y cansada pero cada día mas y mas padres seleccionan esta opción. Algo muy importante que se debe recordar que el padre que trabaje con el niño autista entregará todo su tiempo a esta actividad. Si usted decide el estudio en el hogar, será responsabilidad de usted el tratar de convencer al distrito acerca de los servicios que el niño requiere. Una vez que los convenza, de todas formas, no existen garantías de que vaya a recibir todo lo que pide, o probablemente nada de lo que pida. Tenga en mente que va a ser más difícil para su hijo el aprender habilidades sociales. Él/ella perderá actividades en la escuela como juegos, excursiones, cumpleaños, y toda la energía que se desarrolla en un aula. Por otra parte, usted tendrá la oportunidad de enseñarlo y "empujarlo" tan lejos como pueda cada día así como también a trabajar en un programa alrededor de sus necesidades y comportamiento. Por ejemplo, si su hijo hace berrinches, entonces puede cambiar el horario de enseñanza en ese día. La enseñanza en casa es muy absorbente y yo deseo la mejor de la suerte para aquellos padres que seleccionen esta opción.

La diferencia entre una escuela privada y una escuela privada especializada es que la primera acepta a los estudiantes con base en sus propios criterios. Por esta razón es muy difícil tratar de convencer a la administración en que su hijo va a encajar perfectamente en la institución. Sin embargo, aparte del costo, esto puede ser una buena situación, ya que la escuela puede ofrecer clases con grupos reducidos, y mucha atención personalizada. La escuela privada especializada también es una gran solución, particularmente si la escuela se especializa en autismo. Esto asegura que los maestros y el personal están capacitados y tienen conocimiento de esta capacidad diferente. Generalmente, ellos tienen terapeutas en la escuela. Otros tienen gente clave adicional para ayudar en el progreso del niño tan rápido como sea posible. En mi opinión, el niño que encaja perfecto para este tipo de escuela es el niño con el Síndrome de Asperger.

Como lo mencioné en un capítulo anterior, no debe sorprender que el precio para una escuela de ese tipo oscile entre los $50,000 dólares por año por niño. Nuevamente, esta colegiatura en *ocasiones* es pagada por el distrito escolar *si* ellos han determinado que no pueden cumplir con las necesidades específicas de su hijo en alguno de sus programas. Aunque usted crea que es el mejor lugar, recuerde que este lugar no expondrá a su hijo con otros niños sólo aquellos con autismo. Sus modelos y rutina diaria será aquella generada por niños con capacidades diferentes.

Otra opción para el salón de clases incluye el apoyo a salones de clase para autistas dentro de una escuela pública. Básicamente, este es un salón de clase de escuela pública, en un sitio integral, en el cual todos los estudiantes tienen autismo. Aunque existe otra opción que es el programa de inclusión o también conocido como de corriente continua en el cual se le permite a un niño autista el permanecer en un salón de clases normal con otros estudiantes "normales." Los niños autistas en esta situación por lo general se les facilita a un instructor de uno a uno el cual permanece con el estudiante durante todo el día escolar (o se puede alternar por un número determinado de horas) en conjunto con una carga académica especialmente diseñada para las necesidades especificas del niño. Por último, muchos distritos escolares ofrecen otra alternativa, el salón equipado para necesidades especiales. Estos cursos por lo regular albergan estudiantes con dificultades académicas o mentales. Un padre debe programar diferentes citas durante el día escolar para visitar y observar al maestro, los estudiantes, y determinar que tan bien su hijo encaja en ese ambiente.

Dependiendo del tamaño del distrito escolar, las opciones pueden estar limitadas. Si, por ejemplo, a usted le dicen que el distrito no ofrece terapia ocupacional, depende de usted el expresar su preocupación y explicar que usted quiere que el distrito contrate a un terapeuta para poder ayudar a su hijo. Por otra parte, el distrito puede ofrecer todos los programas previamente mencionados así como también otras clases especializadas. En este momento usted ya debe saber como situaron a su hijo, usted ha aprendido más de lo que usted creyó acerca de las opciones y el ambiente escolar. Como quiera, el objetivo se ha logrado y su hijo ha entrado en su salón de clases. Tome un gran suspiro antes de que usted enfrente el hecho de que tiene varios años de tarea por delante. Aunque, entre más aprenda, será menos estresante y menos difícil en el futuro.

Si su hijo es enviado a un salón de clases de inclusión el maestro puede que no esté preparado para trabajar con un niño autista como un maestro que tiene estudios de educación especial. Usted puede encontrar, y sorprenderse, que usted sepa más lo que es mejor para su hijo. El maestro puede desconocer los programas como ABA, AVB, Terapia Sensorial Integrada, o TEACCH, por ejemplo. Si yo fuera un padre, que me encuentro en esta situación, yo pediría tener varias sesiones con este maestro. Yo le ofrecería información por escrito de los programas (para asegurarme que el maestro haga su tarea y que realmente lea la información). No todos los maestros de educación regular están preparados para enseñar a un niño con necesidades especiales. Como padre, usted debe estar seguro que su hijo no pase un año de su vida en un salón de clases donde el maestro no tiene la formación, y en el que no se muestra interesado en obtenerla, para trabajar con su hijo. Si usted llega a este punto, usted puede llamar para obtener un IEP y abrir una caja de Pandora debido al progreso de su hijo.

Si usted o su hijo tienen mucha suerte, usted encontrará al maestro de sus sueños. Este maestro será el maestro perfecto. Él satisfacerá las necesidades de su hijo en todo sentido. Pero entonces, cuando termine el año escolar, su hijo será transferido al nuevo salón de clases, usted tendrá la tentación de "comparar" al nuevo maestro con el anterior. Cuando usted se dé cuenta que el maestro no hace esto o el otro, usted va a empezar a sentir que el maestro no es tan "bueno" como el anterior, o no está tan instruido como el ex-maestro. Yo le voy a sugerir que evite juzgar tanto como le sea posible. Déle al nuevo maestro tiempo, por lo general este maestro va a hacer las cosas diferentes, porque cada maestro tiene su propio método de enseñanza. En lugar de lamentarse mejor esté abierto y exprese sus preocupaciones. Usted estará sorprendido en como hay muchos de nosotros dispuestos a escuchar a los padres así como también en como lidiar con ciertas situaciones. Nosotros queremos hacer todo lo posible para ayudar a su hijo y que tenga éxito. Si su maestro no le responde, entonces será conveniente el discutir los puntos con su superior. Como quiera, yo le sugiero que hable con el maestro primero, antes de ir con su supervisor a discutir estos puntos.

PROGRAMAS EDUCATIVOS ESPECÍFICOS

El enseñar y prepararse para el autismo puede ser parecido a un auto nuevo – cada año, algo nuevo que se supone que es mejor es implementado. Existen, de todos modos, algunos programas básicos que usted debería comprender a fondo. Yo no recomiendo un entrenamiento específico o algún programa educativo en particular porque considero que cada niño aprende a su manera, y esto abre la puerta a varias oportunidades con programas creativos. Sin embargo, yo quiero introducirle al programa de Tratamiento y Educación en Comunicación para Niños Autistas y con Habilidades Diferentes (TEACCH por sus siglas en inglés), Análisis de Comportamiento Aplicado (ABA por sus siglas en inglés) y la Terapia de Integración Sensorial.

El método TEACCH fue desarrollado en la Universidad de Carolina del Norte en la década de los 1970's. Este fue el método utilizado en la oficina de Educación del Condado de San Mateo, el lugar donde me contrataron, y el concepto en general, en mi opinión, tiene muchos méritos. Sin embargo, mientras implementaba este programa, también incorporé pequeñas piezas de otros programas para complementar el método TEACCH así como también poder ofrecer a los estudiantes caminos para ser explorados, cuando me daba cuenta que este programa no desarrollaba todo su potencial.

Lo que me gustó más de este programa es que está altamente estructurado (lo que representa una necesidad para muchos niños autistas). Esto provee áreas específicas de trabajo para cada actividad y esta fuertemente dirigido hacia un aprendizaje visual. Yo creo que el programa es muy efectivo para estudiantes no-verbales, como cada uno tiene su propio horario el cual se adjunta a su estación de trabajo. El estudiante sigue los símbolos durante el día, lo cuál lo hace cómodo hasta lo que sigue. Por ejemplo, el primer símbolo puede ser la imagen de una mochila y/o de un almuerzo. El niño lleva el símbolo al área adecuada del salón de clases, y saca su mochila y/o almuerzo, y después adjunta el símbolo (por lo general sujeto con velcro) a su nombre en donde esta marcado. El niño regresa a la estación de trabajo por el siguiente símbolo. Por lo general es la fotografía de un niño desde el baño, el niño está en al autobús escolar por un periodo prolongado de tiempo, el que haga sus necesidades al llegar a la escuela previene un accidente. Este itinerario debe mantenerse durante todo el día escolar. Como por lo general los niños autistas tienen problemas en la transición, el programa con el símbolo es una excelente forma de reducir la ansiedad.

El programa TEACCH comprende la totalidad del autismo. La filosofía es que la gente con autismo tiene "características diferentes, pero no precisamente inferior, al resto de nosotros...la persona es la prioridad, mas que cualquier noción filosófica como la inclusión, entrenamiento discreto, facilidad para la comunicación, etc." Este método se inclina mas hacia a trabajar con los rasgos de los niños autistas mas que tratar de pasarlos por alto. TEACCH es un programa disponible para niños autistas pero no es el único. Yo propongo a la gente que utiliza este programa que esté abierta también a otros programas. Probablemente alguno de los siguientes dos programas pueden de ser de más ayuda para su hijo.

El Análisis de Comportamiento Aplicado (ABA por sus siglas en ingles) es el método basado en la teoría de que un comportamiento adecuado puede ser enseñado utilizando los principios científicos. La premisa de un comportamiento adecuado incluye conocimientos así como habilidades para el habla y la vida diaria. El método esta basado en un sistema de recompensas en donde los comportamientos o respuestas esperadas son recompensadas y así se usaran más frecuentemente, mientras que las que no se recompensan eventualmente se reducirán y eliminarán. Acorde al Reporte del Jefe del Servicio Federal de Sanidad de los Estados Unidos dice que, "Treinta años de investigación han demostrado que la eficacia para aplicar métodos de comportamiento para reducir el comportamiento inapropiado y para incrementar la comunicación, aprendizaje y el comportamiento social adecuado"

La forma más utilizada de ABA es el entrenamiento de pruebas de instrucción discreta (DTT por sus siglas en ingles). Esto implica el desarmar una tarea a su mínima expresión, en muchos pequeños componentes. Después, cada componente es enseñado al niño. Las pruebas discretas pueden ser utilizadas para enseñar al niño a tener contacto visual, habilidades motoras y así sucesivamente. Cada situación de aprendizaje empieza con una tarea pequeña y eventualmente serán mas complicadas las tareas una vez que las primeras han sido dominadas.

Terapia de Integración Sensorial fue desarrollada por la Doctora A. Jean Ayres. Como terapeuta ocupacional, la Dr. Ayres basó su teoría en el hecho de que para algunas personas, la integración sensorial no se desarrolla adecuadamente. Ésto puede llevar al niño autista a evitar el contacto físico mientras que al mismo tiempo disfrute de actividades que requieren actividad física. Otro ejemplo es el cómo algunos niños tienen gustos por la comida en forma extrema. Uno de los niños a los que enseñé por dos años solamente comía comida de color blanco. Le gustaba la nieve de vainilla, arroz entre otras comidas de color blanco, aunque rechazaba alguna comida blanca como las papas. También, los niños pueden reaccionar ante sonidos fuertes o mostrarse incómodos alrededor de aglomeraciones de gente. Todos ellos son síntomas de una Disfunción de Integración Sensorial.

La Dra. Ayres basó su teoría en el hecho de que nuestro cerebro organiza la información de nuestros sentidos para nuestro uso. Cuando esto sucede, el resultado es una integración sensorial. Si escuchamos una sirena en el ambiente puede lastimar nuestros oídos. Algunos niños autistas se convierten tan disfuncionales por este sonido que puede provocar que reaccionen de una forma inadecuada. O, si a un niño se le aproxima un padre y le da un abrazo, el niño puede empujar al padre porque el niño no puede reaccionar en lo que nosotros creemos que debe ser la forma adecuada. Sin embargo, si el padre se inclina hacia el piso y empieza un pequeño juego medio áspero el niño puede disfrutar esta actividad a su máxima expresión.

Este programa por lo general puede ser desarrollado con la ayuda de un terapeuta ocupacional y puede ser usado en casa. La meta es el tratar de satisfacer las necesidades sensoriales del niño. Esto puede incluir que el niño se siente a la mesa y poner sus manos en un recipiente lleno con agua mientras la salpica a su alrededor. La arena es otra gran textura que a los niños les encanta sentir con sus manos y pasarla entre sus dedos. Uno de mis objetos sensoriales favoritos es la crema de afeitar. Yo rociaba un poco en una hoja larga de vidrio y el niño se sentaba y la batía y batía moviéndola a través del vidrio, en algunas ocasiones oliéndola, en otras tratando de probarla y de todas las formas trabajando con la crema de afeitar hasta que desaparecía. Usted, como padre, puede ser muy creativo si usa este programa en casa. Existen tantos artículos que pueden satisfacer las necesidades de su hijo – una pelota grande, cazuelas y sartenes, arcilla, un columpio en el exterior. Esto le permite ser tan creativo como pueda. Como usted conoce a su hijo mejor, usted podrá encontrar que es lo que le satisface más.

Existen otros programas disponibles para estudiantes con autismo. Estos incluyen todo: desde escuelas especializadas, de lenguaje, sociales y una variedad de programas. Es primordial que los padres escojan el programa adecuado, y que estén conscientes que su hijo se va a superar a través de los años en cada paso del proceso educativo. Cada año, dependiendo de las habilidades, necesidades, y la personalidad de su hijo, se le presentarán con toda seguridad nuevos retos o problemas. Esto es de esperarse, particularmente cuando su hijo entre en la nueva era – como el dejar el pre-escolar, la primaria, el entrar a clases de secundaria, el entrar en la pubertad, entrar a la preparatoria. Usted es el padre, el maestro y el tutor. No importa cual sea el problema, es responsabilidad de usted el asegurarse que su hijo reciba lo que merece. Una vez que usted esta completamente familiarizado con el proceso IEP, usted va en camino y está preparado para los años venideros de su hijo. Si existe una llave para proceso de educación especial, yo diría que es el IEP. Una vez que usted ha dominado este proceso y todos los pasos involucrados, usted está bien instruido para ver que las necesidades de su hijo sean satisfechas por completo.

CAPÍTULO 9

LARRY –

NUEVOS RETOS

Larry era un niño de ocho años cuando el ingreso a nuestra aula. El personal lo había observado en el aula al final del pasillo los dos años anteriores. Nosotros comprendíamos que el tenía tres intereses principalmente: comida, agua y el columpio.

EL PERSONAL SE PREPARA PARA ACEPTAR A LARRY EN NUESTRO SALÓN DE CLASES

Invité a la maestra de Larry para que nos acompañara a nuestro salón de clases antes de que la escuela empezara para platicar acerca de la personalidad del niño, comportamientos, lo que le gustaba y desagradaba, y así sucesivamente. Su método de enseñanza era algo diferente al mío. Como el educar a niños con necesidades especiales es algo complicado, trato de no juzgar a otros maestros. Todos hicimos todo lo que creímos que necesitábamos hacer para lograr el éxito. La gran diferencia entre esta maestra en particular y yo, es que ella solamente usaba el método TEACCH, mientras que yo utilizaba otros programas además del TEACCH cuando yo creía que se podían mezclar para trabajar con un niño en particular.

Aparte de los retos que yo sabía que Larry traería, el personal también tenía conocimiento y estaba alerta que íbamos a enfrentarnos con un reto mayor, la madre del niño. Ella quería que su hijo tuviera la libertad para hacer lo que el quisiera hacer a la hora que el quisiera durante el horario escolar. Esto estaba en total contradicción con mi método de enseñanza y filosofía en la que el niño requiere de cierta estructura. Esta estructura involucra el seguir un itinerario, y tratar de enseñar al niño que sea dueño de sus comportamientos así como el personal también intenta lograr cambios positivos.

Nos pareció al personal y a mí que a Larry se le permitía pasar una gran parte del día en la alberca y en el columpio, básicamente haciendo lo que el quería. Le expliqué al personal que trataríamos de hacer que Larry se adaptara a un itinerario – nuestro itinerario, el que nosotros habíamos hecho para él. Esto no sería una tarea fácil pero el acuerdo incondicional del personal me dio la confianza y la motivación para enfrentar este reto. Todos acordamos que Larry necesitaba estructura para poder funcionar en su vida diaria tanto ahora como en el futuro.

LA MADRE DE LARRY

La madre de Larry trabajaba un turno de 12 horas casi todos los días. Además de esto, también era responsable de la mayor parte de las tareas domésticas porque su esposo estaba convaleciente por un determinado número de meses. Aun así ella venía a clases dos o tres veces por semana y le llevaba a Larry alguna comida especial o bocadillos que a él le gustaban. Estos incluían sopa, papas, aderezos, vegetales entre otros. La madre siempre se aseguraba de que tuviera una botella de "salsa picante" – al niño le encantaba la salsa picante en todo lo que comía.

Las primeras semanas, la mama parecía contenta. Ella disfrutaba de observar a su hijo, y en algunas ocasiones se dió la oportunidad de que se sentara con el. Conforme paso el tiempo, sin embargo, el que ella se sentara con el impedía que Larry continuara con su itinerario.

Mientras tanto, por otra parte la madre platicaba con dos mujeres que trabajaban previamente con Larry en el otro salón. Todos hablaban español, así que nunca supimos que es lo que decían o lo que le decían a la madre de Larry. Un día, la mamá venía muy molesta y exigió el tener una reunión con mi jefe, el psicólogo de la escuela, el terapeuta de lenguaje, el intérprete y yo.

No acudí con mucho ánimo a esta reunión porque sabía que iba a ser difícil.

Todos nos encontramos en la oficina del psicólogo. La madre empezó la reunión diciéndonos acerca de sus preocupaciones. Era obvio para todos que estas "preocupaciones" habían sido puestas en la cabeza de la madre por las dos asistentes educativas del otro salón de clases. Ella nos dijo que a Larry no le estaba permitido entrar al agua, que no le era permitido usar el columpio, que no le daban la comida, que le enviaba a la escuela y adicional a esto, otras quejas parecidas. Aunque estaba molesto por dentro, me contuve de decir algo. Siempre agradeceré a la terapeuta del lenguaje, Jackie Andersen, quien calmadamente le dijo a la madre que ella tenía su oficina a un lado de mi salón de clases y que ella constantemente estaba en mi salón trabajando con los alumnos. Ella dijo que estas acusaciones no eran ciertas. Le explicó que nosotros trabajábamos como un equipo para tratar de mantener a Larry dentro del itinerario. Mi jefe después explico que existen diferencias en la forma en que los maestros enseñan.

La madre escuchaba a medida que el intérprete traducía lo que nosotros decíamos, y ella tomaba notas mientras continuábamos hablando. Mi jefe explicó que era muy difícil el mantener un itinerario cuando la madre continuaba apareciéndose en el salón de clases cuando ella quisiera hacerlo. Esto le fue dicho a la madre en una forma muy positiva, se le sugirió que cuando ella estuviera de visita, que se mantuviera fuera de la vista y ella aceptó.

Después de la reunión, la madre fue al salón con menor frecuencia. El padre empezó a traer las diferentes comidas que a Larry le gustaban, con su madre pasando por ahí de vez en cuando. Era obvio, sin embargo, que a ella se le seguía mal informando las dos asistentes educativas que ella mantenía como amigas de su antiguo salón de clases. Me enteré de esto cuando la madre le hablo a la encargada del Programa para quejarse. Ella le preguntó que cómo se había enterado de las diversas quejas. La madre explicó que las dos damas le habían dicho. Había ocasiones en las que ella visitaba el salón de clases por un periodo corto de tiempo y Larry la veía. El no hacía contacto visual y mostraba un poco o ninguna emoción ante su presencia. Lo mismo pasaba con su padre, Larry no mostraba ninguna señal de conocimiento acerca de la presencia. Cada vez que yo observaba esto, pensaba lo difícil que debe ser para un padre el recibir una bienvenida tan fría de un niño, o ni siquiera ser reconocido.

LA CASA HOGAR DE LARRY

Larry había sido colocado en una casa hogar un año antes de que entrara a nuestra aula. El se había adaptado bien a la casa – aunque esta era una suposición de nuestra parte ya que no teníamos manera alguna de saberlo. Como la mayoría de los niños en nuestro salón., Larry era no verbal. Un día, los niños y el personal fueron invitados al grupo de casa para la celebración de los cumpleaños del mes, y Larry era uno de ellos.

Una de varios grupos de casas operado por la misma familia filipina, el personal de la casa era buena y amigable hacia mí y la gente trabajando en el salón de clases. La celebración de cumpleaños fue mas como un festín. Muchos de los trabajadores de los diferentes grupos de casa eran operados por familias que estaban presentes en la celebración. Los padres de Larry se unieron a la celebración así como otros invitados. Fue un día hermoso, y todo esto se llevó a cabo en el patio trasero. Fue fantástica la comida y una fiesta muy agradable. Todos los niños se divirtieron mucho. Lo que fue muy interesante es la forma en que Larry interactuaba con sus padres así como también con el personal de la casa grupo. El se veía particularmente feliz y contento – muy diferente a su comportamiento en la escuela.

MOVIMIENTOS DEL INTESTINO DE LARRY

Conforme los meses pasaron, el comportamiento de Larry empezó a ser más difícil. Un día mientras estábamos sentados para comer. Varios elementos del personal estaban en su descanso mientras que el resto de nosotros observábamos a los niños y hacíamos todo lo que era necesario para asistirlos. Así fue como empezó una de mis experiencias más difíciles que he tenido durante mis años de enseñanza. Los niños estaban sentados en dos mesas; dos elementos del personal estaban ayudando a dos niños en la mesa en la que Larry estaba sentado. Yo estaba trabajando en la otra mesa cuando observé de reojo a Larry. Larry obviamente se había ensuciado los pantalones. En cuanto me percaté de esto, el tomó su mano derecha y tomo su excremento, y lo puso en la mesa. Gritándoles a los dos miembros del personal, corrí hacia Larry. Antes de que pudiésemos prevenir que algo mas pasara, el niño que estaba sentado a un costado de Larry tomo su mano izquierda, tomo parte del excremento y lo puso en su boca y al mismo tiempo Larry puso parte del excremento en su propia boca. Ninguno de nosotros podía creer que tan rápido había pasado esto – como un rayo. El personal llevó a Larry al baño para ser bañado mientras que yo lleve al otro niño con la enfermera a quien le expliqué lo que había pasado. La enfermera se indignó, preguntando ásperamente como podíamos "permitir" que esto pasara. Yo estaba sorprendido por su afirmación de que nosotros lo habíamos "permitido." Obviamente nosotros jamás hubiéramos permitido algo como eso – yo sólo puedo concluir que ella no esta consciente de lo rápido que algunos niños autistas pueden actuar y reaccionar.

Conforme los meses pasaron observamos a Larry muy cuidadosamente, aprendiendo los indicios en los cuales estaba apunto de tener un movimiento de intestinos, nosotros corríamos al baño con él y lo sentábamos en el retrete. Desafortunadamente, aunque usaba el retrete para orinar nunca logramos entrenarlo para usarlo para un movimiento de intestinos.

Larry ensució sus pantalones en diversas ocasiones. Él por lo general trataba de quitarse el excremento y de ponerlo en su boca antes de que pudiésemos detenerlo. También parecía que el disfrutaba en quitarse el excremento y embarrarlo en las paredes del salón de clases o en las paredes exteriores del salón. Muy seguido, cuando pensábamos que habíamos tenido éxito en "atraparlo" antes del movimiento de intestinos, nos sentábamos cerca de él, mientras él se sentaba en el retrete para hacer sus necesidades fisiológicas y es ahí en donde el trataba de alcanzar el agua del sanitario y jugar con ella.

AGUA, AGUA POR DOQUIER

Larry aprendió como abrir la llave de la regadera mientras estaba en mi salón de clases. El frecuentemente corría hacia el baño, se paraba en el borde pequeño de la regadera, y abría el agua – todo esto antes de que el personal pudiese alcanzarlo. Nosotros hicimos que el conserje redujera la temperatura del agua en caso de que a Larry se le ocurriera un día saltar en la regadera, abrir el agua caliente y se quemara. Después, hicimos que se instalara un candado sencillo para que Larry no pudiera correr a la regadera cuando el quisiera. Cuando se encontró con este obstáculo, se molestó mucho. El llanto y los gritos empezaban, escalando a tal grado de convertirse en berrinche.

A través de los años en la escuela tuvimos una serie de dificultades con Larry y el agua. Si emprendíamos una caminata y veía un rociador automático para el jardín, el trataba de escaparse de los adultos y correr hacia el agua. El agua se convirtió en una obsesión. Le encantaba estar en la llave del agua y que corriera el agua a través de sus manos. Él levantaba una mano en el aire y dejaba que el agua cayera hacia abajo en su otra mano. Nosotros hicimos un itinerario para Larry que le permitiera jugar con el agua varias veces por día. Cuando el clima lo permitía y estaba tibio lo dejábamos que jugara en un chapoteadero. Si el clima estaba frío, teníamos un laberinto de agua que le gustaba. Nosotros también desarrollamos una tarea en la cual le permitía transportar agua en un contenedor, salpicarla, y hacer prácticamente todo lo que él quería sin que terminara el agua en todos lados. El agua entonces se convirtió en un símbolo en su itinerario.

MÁS SÍMBOLOS

Un símbolo que a Larry no le gustaba era "trabajo." Nos tomo varias semanas el que Larry fuera a su cubículo y se sentara. Esta fue la primera parte de la tarea. Hasta que se ajustó (no al 100%), entonces le dimos a escoger entre tres actividades que pensamos que le gustarían. Al principio las tiraba barriéndolas con su brazo de su escritorio al piso. En días buenos nosotros lográbamos que Larry trabajara en las tareas hasta por cinco minutos. Larry tenia "patio de diversión, bocados, círculo (durante el tiempo en el círculo nosotros por lo general llevábamos a Larry afuera a sentarse, como la música era insignificante para él y no se podía quedar quieto por lo que distraía a los otro estudiantes), agua, trabajo, bocados, gimnasio y autobús." Cada día me sentía culpable de que este itinerario parecía tan insignificante; como quiera, esto era un día completo para el niño. Después del "trabajo" nosotros siempre continuábamos con algo que sabíamos que a Larry

le agradaría – por lo general agua, columpio, o, menos
frecuente, un bocado.

OTRA VISITA DE MAMÁ

Conforme pasaron los meses, mi jefe habló con las dos
asistentes educativas que Larry tuvo antes en el otro salón
de clases. Ella les explicó que el programa de Larry se
había diseñado por un equipo que precisamente me incluía
a mí, el psicólogo de la escuela, el terapeuta del lenguaje de
Larry y que nosotros creíamos que le estábamos ayudando
a Larry con el hecho de que se sujetara a un itinerario que
le beneficie a lo largo de su vida. De todas formas, hubo
otra discusión entre la madre de Larry y el personal debido
a que llegó un día para hablar con el psicólogo de la
escuela, explicando que a ella no le importaban los otros
ingredientes en el programa educacional diario de Larry.
Todo lo que ella quería era que Larry fuera feliz, y que él
sería feliz si pasaba sus días con solo tres cosas de lo que le
ofrecíamos – juegos con agua, bocados y el columpio. La
psicóloga trato de explicarle porque era importante para
Larry encajar en la rutina y el aprender un itinerario. Si a
Larry se le permitía hacer todo lo que él quisiera cuando
quisiera, entonces iba a ser mas difícil de controlar y menos
posible que participara después en algún programa
especial, como un trabajo supervisado.

La batalla continuó a través del año escolar. Como
maestro no podía permitir conscientemente que Larry
hiciese lo que quisiera en mi salón de clases, el hacerlo
impediría continuar con el programa que se había diseñado.
Afortunadamente, la psicóloga y mi jefa estuvieron de
acuerdo y me apoyaron. Aun así, su madre continuó con

sus demandas para que permitiéramos hacer a su hijo lo que él quisiera. Era mucho más fácil el permitir hacer lo que su hijo quisiera, pero eso no es el trabajo de un maestro. Un maestro está ahí para asegurarse de que cada niño logre tanto sea posible en un año de educación. No importando que tantos conflictos tenga que enfrentar, yo continuo siendo un maestro y vivo bajo este principio.

UN NUEVO IEP Y LA TRANSICIÓN

Conforme el fin del ciclo se aproximaba, nos empezamos a preparar para el IEP de Larry. Hablé con los representantes de la casa grupo, la madre y la psicóloga de la escuela para preparar las metas que serían reales y de substancia para el futuro de Larry. Revisé todo el IEP con la madre antes de la reunión formal. Esto ayudó a que fuera fácil. Aunque aun así me sentí aliviado una vez que se terminó.

Siguiendo el IEP, y al final del año, Larry creció muy fuerte, físicamente. En mi experiencia muchos niños autistas desarrollan esta fuerza física. Dada una situación que no es familiar, en particular alguna que le genere miedo, un niño utiliza esta fuerza adicional para pelear aquello que es percibido como un enemigo desconocido. Larry era así. Él se convirtió en un niño extremadamente fuerte, tanto así que el personal tenía dificultades para trabajar con él, empezó a correr y a golpear a otros. Él peleaba con todo lo que se le ponía en su camino con tal de llegar al lugar que el deseaba u obtener lo que el deseaba. Él continuaba con su obsesión por el agua, el columpio y la comida.

Durante el siguiente ciclo escolar Larry estaba con otro

maestro. Los accidentes con el excremento eran más frecuentes. Él hizo varios berrinches cuando no obtenía lo que quería. Desarrolló algunas tácticas de auto-destrucción y también se convirtió en abusivo con el personal. El maestro, el psicólogo de la escuela, la casa grupo y el administrador del programa se reunían frecuentemente como equipo para discutir acerca de la situación de Larry. Se determinó finalmente que Palos Verdes no era el mejor salón de clases para el niño. Cuando hubo una vacante, Larry fue transferido a una escuela privada no-integrada. Yo solamente conocía a una persona de la escuela. El último contacto con esta persona me indicó que Larry se había hecho más fuerte y sus comportamientos más intensos.

Yo continúe viendo al personal de la casa grupo donde Larry vivía. Yo preguntaba de vez en cuando que cómo le iba a Larry. El personal que era filipino siempre sonreía y decía algo positivo acerca del muchacho que día a día crecía. Afortunadamente, Larry estaba en una casa en donde su "familia" entendía sus necesidades y trataba de hacer todo lo posible para satisfacerlas de la mejor manera posible.

CAPÍTULO 10

VENCIENDO OBSTÁCULOS A LO LARGO DEL CAMINO

Es imprescindible que cada padre de un niño autista conozca y entienda que es lo que puede pasar en el futuro, que alternativas están disponibles, que acuerdos de vivienda están disponibles para satisfacer las necesidades del joven (o más viejo) adulto y que programas puede o no pueden estar disponibles. Este capítulo es el primero de dos que pretenden orientar a los padres para el futuro, y para mostrar la importancia de planear en la medida en que el niño crece hacia su vida adulta.

LOS PADRES NECESITAN CAPACITACIÓN

Durante los primeros años una vez que su hijo entra en la escuela, el padre es responsable de que el cumpla con hacer su tarea. Ambos esposos deben hacer esto para poder trabajar bien con el sistema escolar y para hacer un IEP fuerte. Usted requiere aprender habilidades especializadas que le van a ayudar a su hijo y que también pueden ser implementadas en casa. Esto puede incluir tales cosas como el Sistema de Comunicación por Intercambio de Imágenes (PECS por sus siglas en inglés), Análisis de

Comportamiento Aplicado (ABA por sus siglas en inglés), el Método Greenspan (floortime) y otros métodos utilizados para capacitar a un niño autista. Si su hijo no tiene habla por ejemplo, usted tendrá que entender PECS así como otros sistemas de comunicación, y siempre es conveniente el hacerse buen amigo del terapeuta del lenguaje de la escuela.

También hay necesidades que deberán hacerse en el ambiente familiar. Continuando con el ejemplo anterior, si su hijo esta utilizando el programa PECS en el salón de clases, entonces usted tendrá que pensar seriamente en utilizarlo en casa. Además de entender el sistema, usted tendrá que crear el tablero y tener las mismas imágenes que son utilizadas en la escuela. Si su familia va a cenar, usted puede preparar a su hijo al mostrarle una imagen de un restaurante. Esto puede venir seguido de un dibujo que le muestre, primero, que use el baño, seguido por el dibujo para que se lave las manos. Usando el mismo sistema muestra consistencia, un elemento muy importante en niños autistas. También desarrolla el trabajo en equipo entre la familia, maestros y personal, lo que resulta en menor estrés y menos confusión para todos, en especial para el niño.

Dependiendo del sistema escolar en donde su hijo ha sido matriculado, se puede dar el caso que exista una cantidad enorme de capacitación para la familia, en la cuál los padres pueden usar para su beneficio. Durante mis años enseñando para la Oficina del Condado de San Mateo, una de mis colegas, Jeanne Crawford, ofreció sesiones de capacitación mensuales para las familias. Cuidado de guardería gratuito para el niño autista y para otros en la familia estaba también disponible, hacía las sesiones muy convenientes. La capacitación que hacia Jeanne incluía muchos temas, incluyendo que pasa cuando un niño llega a la vida adulta, que hacer si la familia ya no puede lidiar con su niño autista, el proceso IEP y muchos otros temas. Una maestra muy respetada y amiga de las familias con las que trabajaba, Jeanne era, sin lugar a dudas, la maestra más dedicada con la que he trabajado.

Muchos grupos de autismo, distritos escolares, y otras partes interesadas ofrecen una variedad de talleres. Estas ofertas pueden darse una vez al año o pueden ser ofrecidas con mayor frecuencia. Yo asistí a muchos talleres durante mi carrera, y siempre era grato encontrar a padres ahí que les interesaba aprender más para poder trabajar con su niño autista.

Otra fuente de conocimiento sobresaliente y que enfrenta al autismo es un grupo de apoyo de autismo. Si usted vive en un área metropolitana poblada, probablemente exista un número dado de estos grupos de los cuales usted podrá seleccionar. Vaya a varias sesiones para determinar cual es el que encaja mejor acorde a sus necesidades. Si usted vive en una comunidad pequeña o en un área rural, probablemente no exista un grupo de apoyo sino hasta un centenar de millas. Esto lo puede hacer difícil más no imposible. Usted puede por ejemplo el considerar tener un grupo de soporte vía telefónica. Aquellos con computadora pueden explorar la amplia variedad de grupos de apoyo por Internet. Algunos de ellos son interactivos. Otros ofrecen un debate de pregunta y respuesta. Muchos grupos en línea ofrecen un área donde usted se puede expresar libremente y claramente sin el miedo de ser contradicho o "atacado". También es posible unirse a estos grupos anónimamente. Yo le puedo casi garantizar que hará amigos quienes se convertirán en piezas clave para la crianza de su niño autista.

Cuando Hillary Rodham Clinton fue senadora en Nueva

York, escribió: "Es una tragedia cuando los niños y los adultos con autismo no son capaces de participar completamente en sus comunidades porque no pueden acceder a los servicios que les pueden permitir hacer esto." Esto tiende a pasar con mayor frecuencia en aquellos hogares en los que los padres no hacen su tarea. Padres que crecen en conjunto con sus hijos, participando, estudiando, aprendiendo y visitando los talleres es muy probable que *no* se encuentren en este grupo.

EL DIARIO – ESCRITURA FELIZ

Continúe escribiendo en su diario. Dese cuenta de las grandes cosas que pasan con su hijo, pero también incluya los berrinches, comportamientos, y otras experiencias que le provocan un poco o mucho estrés en su vida. Un día, cuando su hijo autista comience a pegarse en la cabeza y su preocupación se incremente con este nuevo comportamiento, usted puede revisar su diario para descubrir los mecanismos que lo activan. Mientras usted revise sus comentarios, usted se dará cuenta que el golpearse la cabeza en un comportamiento anterior, una vez que lo experimentó brevemente cuando tenía seis años de edad. O, el doctor sugiere el darle a su hijo Ritalin. Recordar que este medicamento fue usado anteriormente, si usted va a su diario y se da cuenta que tomo Ritalin en el sexto año. Y le provocó que estuviera tan drogado que no podía funcionar. Informar al doctor de esta experiencia previa, los dos pueden discutir los pros y contras del tratamiento ahora, o bien, explorar nuevas alternativas.

Ahora puede ser el momento de ampliar su diario y crear una nueva sección en los avances que ha logrado o las áreas a explorar. Éste puede ser el lugar para responder a preguntas como: "¿Cuál es el progreso que Todd ha hecho durante este ultimo año? O ¿Qué es lo que necesita hacer Todd para encaminarse otra vez por el buen camino ante todos estos berrinches?" Cuando conozca a los maestros, terapeutas y otra gente clave, comparta esta información. Otra posibilidad es el incluir alguna terapia personal al preguntar – para que usted responda en forma escrita – como: "¿Qué he hecho por mí recientemente?" o, "Siento una gran tensión con mi esposa (o esposo)."

EL MATRIMONIO

Usted y su pareja esperan el nacimiento de su hijo con mucha emoción y mas a medida que el día se acerca. Luego, cuando el recién nacido es puesto en sus brazos, su corazón se llena de alegría al ver esos ojos brillantes, escuchar ese primer llanto, y el darle de comer a su hijo por primer vez. Las fotografías se toman con orgullo, y el bebé es mostrado a familiares y amigos. Usted esta agradecido por este conjunto de emociones y felicidad, creado por y dado por usted y su pareja, y maravillado ante el regalo que se le ha dado. Con diez dedos en las manos y diez en los pies, y una nariz linda, su bebe es hermoso. El niño llora cuando quiere comer o cuando quiere que le cambien el pañal, y después se duerme, aparentemente perfecto. Sí, su recién nacido parece perfecto en todos los sentidos.

Después llega el día en que usted empieza a notar diferencias entre su hijo y el hijo de su hermana de aproximadamente la misma edad. Las banderas de precaución aparecen en su mente, y por más que quiera ignorarlas, su preocupación empieza a aumentar. Conforme pasan los meses y las diferencias entre los dos niños son cada vez mayores y notorias, usted decide discutir de esto con su pareja. Usted espera que su pareja lo apoye para ir a hacer una visita con un especialista para hacer un examen a su hijo. Discutiendo al respecto, usted se sorprende que a su pareja le preocupa lo mismo, pero ha estado esperando a que las cosas cambien, que su hijo pronto estará nuevamente por el camino correcto.

Cuando ambos deciden que su hijo se evaluado por un experto, sus pensamientos pueden girar en torno a todo lo negativo a lo que su hijo puede enfrentar en la vida, imaginando lo peor. Después a usted se le da el diagnóstico – su hijo tiene autismo. Aunque usted esperaba este resultado, y han leído y visto algunos programas al respecto, lo que esto significa para su hijo, para usted y para su familia y para su matrimonio es algo difícil de digerir. La primera inclinación de muchos es el ir a la computadora, para hacer la investigación para encontrar lo que sea y todo para poder comprender mejor el diagnóstico. Usted aprende lo suficiente como para entender por lo que su hijo pasa; lo que usted no comprende del todo es lo que su familia enfrenta. ¿Cómo se puede capacitar más para enfrentar este nuevo diagnóstico? ¿Y los efectos que puede tener o no en su familia y matrimonio?

El primer paso y el mas crucial es el tomar el tiempo necesario para asimilar el diagnóstico. Usted requerirá de algún tiempo para asimilar la pérdida de su "hijo perfecto" y de aún más tiempo para adaptarse a su nueva realidad. Trabaje todas sus emociones hasta que llegue al punto de aceptación. Como muchos padres, usted probablemente no pueda continuar y enfrentar el futuro con éxito hasta que acepte del todo el diagnóstico que se le ha dado de su hijo y lo que esto representa para usted y su familia. Yo le llamo a esto la etapa de: "Batallar, Pelear, Negación, Aceptación." Usted y su pareja van a batallar para entender como esta capacidad diferente puede golpear a su familia. Esto típicamente viene seguido de la etapa del pleito, en donde ambos creen que a su hijo se le ha dado un diagnóstico equivocado, o que es posible sobrellevar el autismo. La negación rápidamente llega. El doctor es un tonto o cometió algún error. Es imposible que su hijo saludable tenga esta disfunción. Es posible sobrellevar esta disfunción. Poco a poco, como quiera, llegara al punto final, el de la aceptación. Aquí es donde usted tiene que estar en paz consigo mismo para continuar con su vida y enfrentar el autismo. Usted despierta un día y se da cuenta que su hijo tiene autismo. ¡Felicidades! ¡Usted ha aceptado el diagnóstico!

Esto no significa que su pareja este en la misma página. Puede permanecer en la negación durante mucho tiempo. Su pareja puede empezar a rechazar las cosas que usted ve. Esto, por supuesto, hace las cosas más difíciles para usted, para su hijo, y para su familia. Los componentes de la etapa 1 pueden ocurrir en diferente orden. Usted puede experimentar una emoción por un periodo de tiempo corto antes de pasar a la siguiente, lo cual puede requerir de mayor tiempo para comprender y lidiar con ello. Si usted se empieza a sentir "que le grita" su pareja, falta de apoyo, no hay comunicación, o experimenta una variedad de otros sentimientos, este es el mejor momento para sacar a su amigo – el diario. Exprese cualquier cosa y todo lo que desee. ¿Cómo se siente? ¿Por qué cree que se siente así? ¿Cómo puede lidiar con esto? ¿Cuáles son sus expectativas? Escriba hasta que se sienta más feliz. Usted puede concluir con un poco de humor o un momento muy especial. Trate de terminar con una anotación positiva en lugar de todo lo contrario con una negativa.

Etapa 1 pueden pasar meses, hasta años, mientras que usted y su pareja trabajen separados y juntos para entender el autismo y hacer todo lo que sea posible por su hijo. Eventualmente, ambos se liberarán de la etapa da negación y acepten el hecho de que a su hijo se le ha diagnosticado con autismo y es autista. A lo que yo llamo la etapa 2: *El fin de lidiar con el batallar, la pelea, la negación y la aceptación* es cuando los padres saben que el autismo no se va a ir a ninguna parte y continúan hacia delante.

La *total aceptación de su hijo* es la tercera etapa, y, otra vez, es crítico para la familia y más importante, para el matrimonio. Uno de los dos caminos puede ser recorrido. El primero, el positivo, es el camino que los lleva a usted y su pareja a permanecer más unidos. Ustedes son compañeros en el matrimonio, y ustedes son compañeros en querer lo mejor para su hijo autista. Espero, que al principio del diagnóstico de su hijo, éste sea el camino que decidan tomar, "en las buenas y en las malas." El otro camino que es el más común, esta lleno de negatividad, causando que el matrimonio se desintegre y, por lo general, termine en divorcio. Habiéndose percatado de esta segunda posibilidad le permite a usted armarse y empezar a trabajar en contra de este final no esperado cuando aun esta en las primeras etapas en las que debe aceptar y entender el diagnóstico de su hijo con autismo. Existen diferentes avenidas ha ser exploradas y una cantidad enorme de ayuda para usted, su hijo y su matrimonio.

La familia y amigos por lo general proveen una gran ayuda y apoyo, especialmente si usted les dice como es que le pueden ayudar. Si usted tiene creencias religiosas, continúe yendo a la Iglesia. Si usted se ha encontrado ausente por un tiempo, regrese a su Iglesia, donde seguramente recibirá amor y apoyo que le puede ayudar a continuar durante la semana. Otros caminos a explorar incluyen funciones familiares en la comunidad, clubes, y otros intereses personales que le permitan disfrutarse más. Los padres necesitan tanto tiempo solo como en conjunto. Una hora alejados de la familia de vez en cuando, o usted y su pareja vayan a cenar, o a ver una película al cine de vez en cuando es una terapia excelente. También ayudará a fortalecer su matrimonio y a darse el uno al otro un apoyo adicional que ambos necesitan y merecen.

Etapa 4: *Enfrentar y Sobrevivir cada Día*, se explica por sí sola. Cada día después de aceptar el hecho de que su hijo es autista, usted nunca sabrá que es lo que va a suceder hasta que se levante. Pero no importa si usted se despierta feliz y listo para irse o si amanece bajo en energía y emocionalmente triste. Su niño autista no entiende sus emociones, así que usted debe estar preparado para lo que el día tiene para ofrecerle. Algunos días serán extraordinarios. Otros le provocarán que se jale esos cabellos de su cabeza color gris recién adquiridos. Algunos otros usted reirá. Otros días simplemente no hará otra cosa que sentarse y llorar largamente. Pero todo está bien. Usted aprenderá a lidiar con cada situación cada día, y usted logrará pasar esas 24 horas. Usted sobrevivirá. Yo le prometo eso.

Finalmente, la quinta y última etapa es alcanzada, a la que yo llamo *Su Premio al Mérito*. Probablemente suene un poco vana, pero usted merece un premio. Y su pareja merece un premio. Puede ser otorgado tantas veces sea necesario – una vez al año, dos veces, cada cinco años, cuando su hijo llegue a una meta. No necesita ser una placa, un pin, un certificado o algo formal, a menos que eso es lo que ustedes deseen. Su pareja tiene que darle el premio para que sepa que tan especial usted es: que tan especial es para su pareja, que tan especial es para su hijo autista; que tan especial es usted en la forma en que se conduce con cada uno y cada día. Esta es la oportunidad para su pareja para decirle que magnífico trabajo esta haciendo en cualquier logro que su hijo a hecho. Probablemente exista una noche especial para decir "gracias." Conforme usted lea estas palabras, el concepto de un premio a la mejor parezca un poco ridículo. Sin embargo, existirán días por delante cuando usted apreciara palabras amables y un agradecimiento especial. Incorpore *Premios al Mérito* en su vida por el empuje que esto da.

LAS ESTADÍSTICAS NO CUENTAN

Un estudio reciente que incluye a 450 niños y adultos con autismo hecho por la Sociedad Nacional Autística (NAS por sus siglas en inglés) encontró que un gran número de adultos con autismo no es posible que vivan en forma *independiente*. El número es un tanto tambaleante – 70%. Siete de cada diez autistas adultos requieren de algún tipo de supervisión. De este 70%, 49% viven con familiares (pero, ¿qué pasa cuando los padres requieren de servicios especiales o mueren? Cada padre debe estar preparado para esta situación para poder proteger a su niño autista adulto). Otro 32% del grupo, es imposible que vivan independientes, viven en instalaciones de cuidados especiales. Probablemente el número mas descorazonado es que solo el 3% de *los adultos viven totalmente independientes.* ¡Tres por ciento! Es por esto que es muy importante para los padres el empezar a hacer planes para el futuro de su niño adulto autista antes de que una decisión les sea forzada a tomar.

Además, NAS encontró que pocos adultos autistas tienen amigos cercanos, y muy pocos tienen empleo. La sociedad reveló que el doce por ciento tienen un muy buen ingreso, lo cual significa que pueden vivir en forma independiente; el diez por ciento estaba en la categoría de bueno, esto es, similar al grupo anterior, probablemente su vida no es tan independiente como el grupo anterior; y cuarenta y seis por ciento fueren colocados en la categoría de pobres seguido por un doce por ciento en la categoría de muy pobres en el grupo. El grupo de los pobres y muy pobres no tenían la independencia o la habilidad para experimentar por completo y disfrutar de la vida como los grupos anteriores. El estudio encontró que aquellos niños autistas con CI de al menos 70 tienen un mejor desarrollo que aquéllos por debajo de este número.

Estas estadísticas probablemente sean deprimentes. La información acerca de un niño autista que es educado dentro de una familia puede ser deprimente. Sin embargo, como previamente mencioné, su suerte y oportunidades son más fuertes si usted se arma con conocimiento mientras su hijo es muy joven. Aprenda lo que pueda para ayudar a su hijo a mantener una cierta estabilidad en la familia. Algunos días se sentirá muy bajo de energía, casi en un estado profundo de depresión. Recuerde, sin embargo, usted ha aceptado que su hijo tiene autismo. Piense en un pensamiento feliz. Recuerde el día que su hijo corrió hacia usted y quería un abrazo. Recuerde el día que su hijo esbozó la mayor sonrisa que usted jamás había visto. Recuerde el día en que su hijo nació. Piense en tantos pensamientos felices como le sea posible. Yo sé que es más fácil decirlo que hacerlo, pero los estudian indican que el optimismo ayuda a reducir el estrés. Si no puede encontrar un pensamiento feliz, probablemente pueda escribir algo en su diario – conteste esta pregunta: "¿Cuál es el momento más feliz que he tenido con mi hijo?" El contestar esto deberá poner una sonrisa en su rostro, y lo ayudará a sentirse un poco más feliz. Le deberá dar suficiente fuerza para enfrentar el día de mañana.

CAPÍTULO 11

SAMIR –
UNA PEQUEÑA HISTORIA DE ÉXITO

¡CORRE, HENRY, CORRE!

Antes que empezara el periodo escolar durante mi tercero año como maestro de Educación Especial, el Administrador del Programa me informó que tendría un nuevo estudiante de las Filipinas, Samir. Me habían comentado que el nuevo estudiante era un "corredor", con un grado de autismo severo, y que había sido criado por su abuela. Además, Samir nunca había sido expuesto al idioma inglés, pero esto no importaba mucho ya que era no-verbal.

Samir era fascinante pero a la vez un estudiante muy difícil. Afortunadamente para mí, tenía el talento de mi asistente educativo, Henry, en el cual me podía apoyar. Henry y yo empezamos con algunas dificultades. Yo no estaba seguro de cómo interpretar el hecho de que Henry no me llamara por mi nombre de pila, aun cuando le pedí que así lo hiciera. El siempre me llamaba, "Señor". Después de varios meses, comprendí que era simplemente por respeto, algo que Henry había aprendido de quien lo había educado en las Filipinas. Con el tiempo, Henry se convirtió en mi aliado más fuerte, confidente y amigo. Contaba con una habilidad para trabajar con una variedad de estudiantes con dificultades de aprendizaje y con capacidades físicas diferentes, se sentaba pacientemente con diferentes estudiantes y los guiaba a través de sus lecciones día con día, los entrenaba con gran facilidad para que desarrollaran varias capacidades atléticas – sus habilidades eran sorprendentes. También estoy agradecido por la vasta experiencia que Henry tenía del sistema escolar, y su habilidad para trabajar con diferentes personalidades y comportamientos. A Henry no le causó nunca Samir gran consternación o preocupación.

Ese primer día de clases, cuando observé por primera vez a Samir. Me quise caer de espaldas cuando noté lo alto que estaba para ser un niño de 12 años. Me sorprendí aun más con su fuerza. Era tan alto como Henry, probablemente 5'9" y su peso era igual de sorprendente. Cuando Samir se bajo del autobús, Henry estaba tan sorprendido como el resto de nosotros de ver a un jovencito de tales características.

Lo primero que Samir hizo al bajar del autobús fue empezar a correr lejos de la escuela. Henry lo atrapó y yo ayudé a meterlo al salón de clases. Yo sentía mas bien como si lo estuviéramos "sometiendo" ya que Samir tenía una gran fuerza y tenía una voluntad muy fuerte para hacer sólo lo que el deseaba hacer. Al entrar al salón de clases, Samir inmediatamente vio los bocadillos en el mostrador, y tan rápido como nadie antes (incluyendo a Cheri, cuyas explosiones para obtener comida ya fueron discutidas en el Capitulo 3), tomó una bolsa de palomitas de maíz y salió corriendo por la puerta trasera del salón de clases. Nuestro patio trasero estaba cercado, así que Samir simplemente divagaba alrededor, llevando a manos llenas una tras de otra las palomitas hacia su boca. Henry lo acorraló, y le pidió la bolsa de palomitas. Samir no le hacía caso, así que Henry le quitó la bolsa al niño, Samir hizo un berrinche, llorando y gritándonos. La cólera provoco que gritara – una y otra vez – palabras que no comprendíamos. Samir obviamente estaba molesto. Yo le pedí a Henry que fuera por un símbolo de "tiempo del círculo". Henry trajo la tarjeta y se la dio a Samir para indicar que era tiempo para que el niño entrara al salón de clases. Aparentemente era evidente que Samir tenía cierto conocimiento y comprendía los símbolos. Sin embargo, como no contábamos con un folder acumulativo o información alguna sobre sus antecedentes, aparte de lo que la madre y abuela nos habían dado, no estábamos seguros hasta que grado Samir podía comunicarse o que tanto entendía.

Este fue nuestro primer intento en el "tiempo del circulo" sentamos a Samir, junto con los otros estudiantes, en su área específica. Pero, Samir brincó y salió corriendo por la puerta de entrada al aula, empezando su cólera una vez más. Henry corrió detrás de él. Mientras tanto, otros estudiantes empezaron a "tener comportamientos". Le pregunte a Henry si requería de ayuda para "atrapar" a Samir. A Henry se le iluminó el rostro con una gran sonrisa y dijo: "No, Señor, usted tiene suficientes problemas por ahora."

Al poco tiempo, Samir estaba de vuelta en el aula. Caminaba alrededor, haciendo sonidos extraños y golpeando su mano contra su boca.

Después del tiempo del círculo, le dimos a Samir el símbolo de los bocadillos, y el reconoció este símbolo inmediatamente. El sonrío, aplaudió, y fue a sentarse a la mesa. El se atragantó con su bocadillo, y rápido ya estaba tomando los bocadillos que le pertenecían a otros estudiantes. Le dimos más. Se terminó lo que le dimos y empezó a tomar los bocadillos nuevamente. Le dije a Henry que trajera el símbolo de jugar afuera. Henry le dio el símbolo a Samir, y el niño salió corriendo, con Henry nuevamente siguiéndolo de cerca.

Las primeras semanas con Samir fueron extremadamente difíciles. Él no entendía un itinerario dentro del salón de clases. A pesar de que recibí alguna información de su ex-maestra, pero la información era muy básica. Para esas alturas, yo ya conocía todo lo que ella incluía en ese reporte. La ex – maestra no nos dio ni la información ni ideas que yo esperaba en cuanto a la mejor forma de trabajar con Samir. Estábamos por nuestra cuenta.

Yo platiqué con la mama de Samir en numerosas ocasiones. Ella decía que Samir en algunas ocasiones salía corriendo por la puerta principal de su casa. Esta mujer, Filipina, – era delgada y alta – y me comentó que no soportaba el comportamiento de Samir. Aprendí mucho de los antecedentes de Samir, comportamientos y habilidades, y usé esta información como un mapa para planear sus clases y para formar su Plan de Educación Individual (IEP por sus siglas en inglés).

¡CORRE, JACK, CORRE!

Como indique previamente, yo creo con firmeza en la importancia que tiene el llevar a niños autistas a la comunidad. Empezamos el año saliendo a paseos cortos diariamente. Caminábamos hacia el parque, alrededor de la manzana, o a lo que fuera que tuviéramos acceso. Henry, siempre con una sonrisa en su rostro, afortunadamente, caminaba con Samir. Al parecer disfrutaba el reto. Sin embargo, no fue sino hasta la primera ausencia de Henry, que me di cuenta y aprecié sus habilidades para trabajar con Samir. Ese día, lleve a Samir al aula, pero era obvio que estaba desorientado en el porque yo estaba con él, en lugar de Henry. Una vez que entramos al aula Samir salió corriendo por la puerta trasera. El pudo abrir la puerta cercada del patio trasero. Y empezó a correr. Yo empecé a perseguirlo. Estaba muy preocupado, preguntándome si podría alcanzar al muchacho – y, si lo lograba, si tendría la fuerza física suficiente para regresar con el al salón de clases. Me dio mucha ansiedad, mientras corría, preguntándome que es lo que haría Samir una vez que llegara a la calle pública en donde el número de carros representarían un problema. Samir corrió. Yo corrí. Samir corrió más rápido. Yo corrí, pero mi velocidad empezó a disminuir.

Yo claramente sentí que alguien me estaba observando mientras que Samir se aproximaba a la ultima reja antes de llegar a la calle pública; el volteó a verme, y se metió a un patio grande que es usado por todos los estudiantes en la escuela. Yo me sentí extremadamente agradecido porque regreso al terreno escolar y así podía pedir ayuda.

Sin embargo, no requerí de ayuda, porque Samir corrió de vuelta al edificio, y mientras yo desfallecía, vi como se metió al aula. *Era el inicio del día escolar – necesitaba idear un plan para mantener a Samir a salvo... y esperar a que Henry regresara al día siguiente.*

Recordé que la madre de Samir me dijo que le fascinaban los rompecabezas. Busque un rompecabezas de diez piezas y se lo di. Él lo vio, después me vio a mí, sonrío y lo armó inmediatamente. Por lo menos, Samir estaba en su cubículo. Me mantuve detrás de el para impedir que saliera tumbando la puerta. Estaba agradecido por el cerrojo en la puerta principal. Era un gran impedimento para Samir y así podía permanecer dentro del aula.

Para el resto del día, Samir continuamente trataba de abrir la puerta principal – afortunadamente, cada vez que intentaba correr se confundía porque la puerta no abría. Y cada vez yo estaba agradecido por el cerrojo en la puerta. El día finalmente terminó. Yo estaba mas cansado que nunca, según lo que recuerdo como maestro en toda mi carrera. Afortunadamente y doy gracias, Henry regreso al día siguiente.

LOS ALIMENTOS TIENEN UN NUEVO SIGNIFICADO

Cada jueves, nosotros llevábamos a los estudiantes a un restaurante cercano de comida rápida. Durante nuestra primera visita al establecimiento, estaba preocupado porque llevaríamos a los estudiantes a caminar en esta área nueva ya que ellos estaban acostumbrados a caminar por otras rutas. Afortunadamente, llegamos a salvo al restaurante. Samir, como un rayo de luz, corrió hacia adentro. Se detuvo cerca de un cliente, para quien su sorpresa se convirtió en susto cuando Samir tomó la hamburguesa de este hombre y se la comió de una mordida. Yo también estaba en pánico. Henry inmediatamente resolvió la situación al explicarle la situación al caballero, sin embargo Henry me susurró que le había dicho al hombre que le iba a reemplazar su comida. Este era un precio pequeño por mantener la paz. Yo me disculpé con el señor y le dije que le iba a reemplazar su comida tan pronto como fuera posible.

En las semanas siguientes, llevamos a Samir por la

parte trasera de la entrada al restaurante. Nosotros lo sentamos en un sillón con Henry sentado a un lado de él, previniendo así que corriera. Nosotros considerábamos que teníamos la situación más o menos bajo control, sin embargo Samir nos ganó otra vez, ideándoselas para tomar alimentos de otros dos clientes mientras durante el curso de nuestras salidas. Afortunadamente para nosotros, los clientes eran comprensivos una vez que el pánico inicial se había desvanecido.

Un jueves a la mitad del invierno estaba lloviendo muy fuerte. Nosotros también teníamos poco personal y no contábamos con substitutos en ese día para reemplazarlos. Con pocas manos era difícil así que hicimos cambios a nuestro itinerario en un intento para terminar el día con éxito. Así pues, el personal y yo decidimos antes de que empezara la escuela que no iríamos a Carl's Jr. el restaurante de comida rápida. Precisamente, a las 10:45 a.m., sin embargo, la hora a la que normalmente salimos para ir al área de comidas rápidas, Samir fue a buscar el símbolo en nuestros libros hasta que encontró el que buscaba. Después fue y tomó nuestra mochila con los artículos de emergencia que él llevaba cargando durante nuestros recorridos. Estábamos todos sorprendidos que Samir sabía que era la hora y el día para ir. Nosotros asumimos, que como el símbolo no estaba en su itinerario del día, que esto no sería un problema. Samir no aprobó el que no fuéramos a ir, era inaceptable, y comenzó a llorar y a señalar el símbolo. Nosotros aprendimos una nueva lección mientras que Samir hizo un berrinche mayor - un "derretimiento". Actuando en contra de toda técnica educativa que aprendí en mis clases de Educación Especial, opté por ofrecer un soborno a Samir. Le di un símbolo de bocadillo. Él inmediatamente fue a la mesa rectangular, se sentó, y comió lo que se le ofreció.

UNA NUEVA PUNZADA

Lentamente, el año continuaba, Samir se adaptó a nuestra rutina diaria. El paró de tratar de tumbar la puerta. Eventualmente dejó de tratar de huir. Sin embargo, existían diferentes situaciones en las que obviamente no podía controlarse. Un día hermoso de otoño, fuimos a caminar. Para esta fecha, Samir se había ganado la confianza de caminar solo, sin personal que tomara su mano. Cuando dimos vuelta en la esquina, sin embargo, Samir salió disparado como si tuviera un cohete y fuera impulsado por él. Él vio un camión con bocadillos que se había estacionado y abierto sus puertas para servicio al público en general. Antes de que llegáramos hasta donde estaba Samir, el había tomado un dulce, lo había abierto y se había metido todo el dulce en la boca. El rápidamente tomó otro dulce mientras nosotros nos aproximábamos. El vendedor no sabía exactamente como reaccionar. Pagado al señor una vez que le explicamos la situación. Como muchos otros en la comunidad el señor se mostró muy comprensivo. La tentación por los bocadillos continuó por el resto del ciclo escolar, sin embargo, aunque se nos escapara Samir ya no tuvo éxito en tomar dulces del vehículo de los bocadillos. El hombre que manejaba el auto se había preparado para las posibles visitas de Samir.

Una vez llevamos al grupo a una excursión. Tomamos el tren Cal Train, un tren de transbordo que llega las principales ciudades de la península de California. Los niños disfrutaron el paseo. Parecían estar muy tranquilos por el viaje, la gente, escenarios, paradas y sobretodo, la experiencia. Nos bajamos en la parada de Palo Alto, casa de la Universidad de Stanford. Nosotros estábamos a una distancia que se podía caminar del centro de la ciudad. Era medio día – mucha de la gente de negocios caminaban con sus trajes finos y muchas de las damas usaban vestidos hermosos. Nuestro grupo caminó entre la multitud, nos dirigíamos hacia un restaurante de pizzas, en donde habíamos planeado almorzar. De pronto, yo escuché un grito, "¡Samir!" Me dio el presentimiento, de que el muchacho estaba corriendo; sin embargo, mientras volteaba para ver, observé a Samir caminando por la calle y orinando. Estaba petrificado y desconcertado. Los que pasaban a su alrededor seguramente no comprendían que el muchacho no estaba consciente de lo que estaba haciendo. Samir necesitaba orinar, así que hizo lo que el sentía que debía hacer. Afortunadamente, no había ningún policía caminando cerca sino hubiéramos sido detenidos e interrogados.

LOS DIVERSOS COMPORTAMIENTOS DE SAMIR

Conforme los años pasaron, Samir aprendió a realizar un número determinado de tareas. Él era capaz de armar cosas y de hacer cualquier cosa en las que tuviese que usar sus manos. Él terminó un rompecabezas de 1000 piezas. Samir era muy persistente en terminar un rompecabezas que en algunas ocasiones era difícil lograr que cambiara a otra actividad. Si el personal se sentaba a un lado de él y tocaba una pieza, esta acción provocaba que Samir gritara. Sin embargo, las transiciones siempre representaban la situación más difícil. Cada día, cuando el veía el rompecabezas, el tenía la intención de terminar el proyecto completo en ese mismo día. Cuando era tiempo de cambiar a otro proyecto, él en algunas ocasiones hacia un tremendo berrinche. Eventualmente, aprendimos a cambiar su itinerario para ofrecerle algo igual de complaciente y que disfrutara como el rompecabezas.

Con su madre, sus abuelas tanto paternas como maternas, y varias hermanas, Samir era el único hombre en casa. Yo nunca conocí a los otros miembros de la familia sólo a su madre. Ella era una madre que apoyaba y se preocupaba por su hijo. Durante una de muchas de nuestras conversaciones ella comentó que se debían tomar muchos cuidados para mantener a Samir a salvo. Ella me informó que una de ellas era para impedir que su hijo se quemara. Él en algunas ocasiones se metía al baño, se desnudaba, y se metía a la regadera. Él en un inicio, no entendía la diferencia entre las llaves del agua fría y la caliente. En una ocasión abrió la llave del agua caliente y se quemo antes de que pudiera salirse. Su madre entonces lo entrenó, poniendo sus dedos en la llave, después sintiendo el agua fría, después haciendo lo mismo para el agua caliente. Eventualmente el aprendió a abrir ambas llaves la fría y la caliente hasta obtener una temperatura agradable.

En otra ocasión, Samir corrió por la puerta principal cuando una de sus abuelas estaba con él. Ella llamó a la madre a su trabajo, totalmente confundida porque no sabía que hacer. La mamá se tenía que ausentar del trabajo, A Samir se le ubicó mas tarde varias millas de su casa. La mamá entonces le compró un brazalete para identificarlo. Samir se peleaba porque no quería usarlo, pero finalmente se dio por vencido, así ayudaba a la familia cuando él se llegara a "escapar" de casa. La madre también mandó poner cerraduras especiales para todas las puertas que dieran al exterior.

La madre tenía otro problema con la comida. Samir no es el único niño autista que enfrenta este problema. Al parecer la comida, para muchos niños autistas, es adictiva. También parece que sus estómagos nunca se llenan. Samir, como lo mencioné anteriormente, es un jovencito alto y que esta madurando. Su apetito continúo creciendo y creciendo. Su mamá reportó que empezó a ir a la cocina y que se llevaba comida a todas horas del día y de la noche. Al parecer nunca estaba satisfecho. Su mamá resolvió este problema, o casi, al poner candados en todas las alacenas y en el refrigerador. Aunque pueda parecer extremo para algunos, es una herramienta para mantener a un niño autista a salvo. La madre de Samir estaba muy dedicada a su hijo, pero también ella vio necesario el poner límites tanto para él así como para el hogar.

SAMIR MUESTRA BUEN PROGRESO

Para el fin del año escolar, Samir había crecido, no solamente físicamente, sino mental y escolarmente. Yo me reuní con mi equipo. Nosotros decidimos darle la oportunidad a Samir de que asistiera a una escuela con educación integrada. Yo visité varios salones de clases. Uno, en particular, parecía apropiado y satisfactorio para el muchacho. A mí me gustaba el ritmo del salón de clases, la habilidad para solucionar problemas particulares, pero sobre todo el estilo de educación del maestro.

El año escolar siguiente, Samir empezó en su nueva escuela. Después me enteré de que el nuevo maestro lo llevó a la tienda de dulces el primer día de clases. Samir al parecer corrió del lado del maestro, empezó a tomar dulces y después salió corriendo de la tienda. Yo estaba un poco molesto con el maestro porque yo había escrito un resumen de las habilidades y comportamientos de Samir, y el correr para tomar comida eran dos de sus comportamientos que yo enfaticé. Si el maestro hubiera leído mis anotaciones, el no hubiera llevado a Samir a la tienda de dulces el primer día de clases, y si aún decidía hacerlo entonces debió tener al muchacho bajo supervisión cercana. Como sea, diferentes maestros tienen diferentes métodos, y durante los siguientes dos años, Samir mejoró mucho. Él nunca desarrolló habilidades del habla. Y, como muchos niños autistas, sus comportamientos iban y venían.

Samir terminó esta generación dos años más tarde, y después fue a una preparatoria integrada. Lo último que escuché fue que él iba tan bien como podía para un joven con todas sus dificultades. Como adolescente, Samir todavía golpeaba con su mano su boca. Si se la daba la oportunidad, también salían gases abdominales, aunque mucho menos frecuente. También podía tomar comida ocasionalmente. Para ponerlo en pocas palabras, el comportamiento de Samir mejoró, pero los mismos siguen con él. Yo me puedo aventurar a decir que estos comportamientos van a permanecer con él por el resto de su vida. Esta puede ser una predicción triste, pero creo que es realista.

CAPÍTULO 12

CONTINUANDO POR EL CAMINO

El día llegará en el que su hijo autista llegue a la edad adulta. Este capítulo contempla algunos programas que pueden estar disponibles para su hijo(a) así como posibles soluciones de vivienda (si usted decide el mantener a su hijo fuera de casa) y algunos otros pensamientos para su consideración.

PREPARANDO LA TRANSICIÓN DEL NIÑO AUTISTA A LA EDAD ADULTA

Vamos a empezar con lo básico. ¿Cuándo, yo como padre de un niño autista, empiezo a prepararme para su transición a la edad adulta? Es mi sugerencia que usted empiece a estudiar, investigar programas, y entender lo que está disponible para este cambio cuando su hijo llegue a la edad de 14 o 15 años. Su escuela también se involucrará en prepararlo para la transición de su "hijo" hacia el mundo de la edad adulta. La edad para la transición y la edad para considerarse adulto son definidas por cada Estado. Una vez que su hijo llega a su cumpleaños 14, o llega al Grado 9, lo que sea primero, el IEP formal es reemplazado por la Revisión de Transición. La Revisión de Transición formal, hace una delimita al pequeño adulto a sus objetivos futuros y sus aspiraciones deben ser terminadas cuando su hijo llega a los 16 años.

Usted, como padre, puede que tenga que hacer algún empuje para asegurarse que ciertos servicios que están disponibles y que son recomendables para las necesidades de su hijo sean incluidos en el plan. Por lo general cubre las áreas de educación (incluyendo educación después de preparatoria), actividades recreativas, vivienda, relaciones, pasatiempos, trabajo, salud, transporte, y cualquier otra área que considere importante. Puede convertirse en algunas ocasiones en un documento un tanto complejo que esta diseñado para delimitar las necesidades futuras de su hijo y como se van a satisfacer estas necesidades. Es muy importante que este es un documento "vivo y que respire." La intención es que pueda ser modificado y complementado cuando sea necesario, cambiado, agregar y editar como sea necesario. Nadie puede esperar que un documento que se llena cuando el niño tiene 16 años de edad sea el definitivo y que lo guíe por el resto de su vida.

Cuando piense en la Revisión de Transición, Amy Nelson (Aspies for Freedom) mencionó muy claramente de lo que los adultos deben estar muy atentos, "Yo nací con mi propio paquete de habilidades y dificultades, autismo incluido. Yo no me voy a curar. Yo probablemente seré su niño adulto, pero mi vida es mía". Éste es un enunciado muy poderoso. Éste es el que toda persona que trabaja con niños autistas debe saber y comprender.

Antes de continuar, es necesario reiterar que el enfoque de la sociedad ha sido principalmente en niños autistas tratando de comprender comportamientos, tratando de encontrar una cura, tratando de entender las causas que lo originan. Con tantos niños autistas que nacen hoy día durante estas primeras etapas del autismo, la sociedad realmente no esta preparada para el número de niños autistas que van a entrar a la edad adulta en unos cuantos años. Los puntos que se cubren involucran todo desde vivienda adecuada, programas de salud, a servicios que posiblemente se requieran y que se hagan disponibles. Madeleine Goldfartb, la madre de un niño autista, y la coordinadora para el Centro del Autismo en la Universidad de Medicina y Odontología de Nueva Jersey, dijo: "Hoy en nuestro Estado estamos deprimidos, y es deprimente el estar por debajo de los niveles de preparación requeridos para enfrentar esta situación en el presente y en el futuro." Es definitivamente el tiempo para que los padres con niños autistas que se aproximen a la edad adulta se preparen para empujar y pedir programas, legislación y todas las áreas que sean de preocupación.

En capítulos anteriores se expresa la importancia de investigar, aprender y entender todo lo necesario para conocer mas acerca del autismo, para así poder ayudar mejor a su niño. Estas mismas medidas son requeridas en la medida en que su hijo se aproxima a la edad adulta. El niño adulto se puede enfrentar a muchos retos, incluyendo por mencionar algunos, habilidades diarias de vida, relaciones, y el continuar con sus habilidades de comunicación. Es desafortunado pero cierto que los adultos con autismo han sido olvidados por nuestra sociedad. En este momento, la sociedad no esta completamente abierta para aceptar a una persona con autismo.

Como estamos enfrentando con el rango de autismo y un grado variado de habilidades, no toda la información presentada aquí es adecuada para todos los padres. Algunos niños podrán guiarse en forma independiente mientras que otros deberán estar en constante supervisión 24 horas del día. Otro adulto autista probablemente podrá trabajar, pero no podrá enfrentar las situaciones de día a día, como la interacción social. Aunque ningún tamaño les queda a todos, ideas e inspiración vienen del conocimiento de lo que es posible para otros, inclusive si no son para su hijo. Algunos niños autistas se convertirán en miembros productivos de la sociedad y encontrarán un buen empleo. Algunos se casarán y tendrán hijos. Para esta gente, la transición no es tan intensa ni la preparación es tan crucial. Aun así, usted, como padre, usted tiene que darle mucha importancia a esto. Si usted realmente confía en que su hijo encontrará trabajo y será empleado, entonces una de sus tareas como padre será en ver que es lo que le gusta a su hijo y enfocarse en ello. Si a su hijo siempre le ha gustado estar en motores de auto y es bueno en ello, entonces a la mejor usted puede lograr que su hijo pase más tiempo con un mecánico. Si su hijo tiene una fascinación por cocinar, a la mejor puede hacer que pase un día con un cocinero o panadero, o un chef, o en un programa de cocina escolar. Si su hijo tiene las habilidades y muestra interés en medicina, entonces encamínelo hacia esa dirección. Cuando su hijo muestra un gran interés, e indica que esta es su elección, entonces este puede ser el momento para que su hijo haga algún trabajo como voluntario.

Mientras el niño se involucra como voluntario en el programa, haga anotaciones en el diario. ¿Cómo esta progresando? ¿Qué tan bien piensa el supervisor que lo esta haciendo? Trate de explorar varios programas educativos vocacionales que estén disponibles y determine que tipo de preparación se debe tener para su futuro adulto entre en este tipo de trabajo. También, dese cuenta que usted esta *explorando* con su hijo; nada nos dice que este es el camino final el cual terminará siguiendo. Usted puede eventualmente buscar otra área de trabajo – o varias más.

El periodo de exploración es muy importante; después de todo, así como usted y yo, probablemente haga esto el resto de su vida.

Tenga en mente consideraciones ambientales cuando investigue las diferentes vocaciones. Por ejemplo, la luz muy brillante en un lugar de trabajo, ruidos que provengan de compañeros de trabajo o de máquinas, y la necesidad de interacción social son algunos de los aspectos que puede afectar en forma negativa el posible empleo en un trabajo determinado. El padre también debe hacer notar a algún miembro del equipo escolar para preparar la Revisión de Transición para considerar todos esos factores.

Conforme usted se prepare para entrar en la edad adulta con su hijo, quizá la pieza de información mas importante que le puedo dar es la siguiente: No importa donde su hijo caiga en el espectro, este usted seguro de contar con el papeleo legal, firmado, fechado y disponible por si algo le pasa a usted o a su cónyuge. Si usted cuida de su hijo, y si por alguna catástrofe ya no esta aquí, ¿que va a pasar con su hijo? Lo mismo sucede con la salud. Si usted se encuentra bien un día y tiene un ataque al día siguiente, ¿A dónde irá su hijo? ¿Quién se va a hacer cargo de su hijo? Si esta preparado por adelantado, usted nunca tendrá esta preocupación.

Como la Revisión de Transición eventualmente reemplaza al IEP y básicamente dirige la vida de su hijo mientras que entra en la edad adulta, aquí conviene hacer notar y conocer varias implicaciones.

POSIBLES ELEMENTOS DE LA TRANSICIÓN

La decisión más importante en la Revisión debe ser la

de los preparativos de vivienda. Si usted pretende que su hijo próximo a ser adulto continúe viviendo en su casa, entonces esto no será un asunto a tratar, mientras que usted haya hecho los arreglos necesarios en caso de que usted quede incapacitado o fallezca. Existen fondos del Gobierno disponibles para usted si esta es la decisión que se selecciona. Ahora es el momento de hacer la cita con la oficina local de Seguridad Social para saber que fondos están disponibles para su familia. Por lo general un Complemento del Ingreso de Seguridad (SSI por sus siglas en inglés), un Seguro Social por Discapacidad (SSDI por sus siglas en inglés) y Ayuda en Medicamentos, son recursos que le pueden ayudar.

Existen opciones, para aquellos niños que viven en casa. Las condiciones de vivienda, como todo lo demás que involucra autismo, cambian de caso a caso. Un ejemplo: si el niño es bajamente-funcional y tiene problemas de comportamiento o problemas médicos, probablemente sea necesario enviarlo a una institución. Esto, afortunadamente, es una opción que no requiere ser usada. Una persona con tales características requiere de cuidado intensivo para sus necesidades de autismo las 24 horas. Además, estas instituciones han cambiado mucho en el pasado inmediato. Muchas de ellas ya no son aquellas instalaciones horribles que se ven en las películas y en las series de televisión. Hoy día ofrecen una mejor vida para los residentes.

VIVIENDA INDEPENDIENTE

Un acuerdo de vivienda es lo que es vivienda independiente, permitiendo a su pequeño adulto a ya sea vivir solo o con uno o mas residentes. Es importante el que esté algún miembro de la familia, amigo, tutor, o alguna persona que mantenga una relación sólida con su hijo. El adulto autista, viviendo solo o en una situación de vivienda independiente, requerirá que se asegure que alguien estará ahí en caso de requerir asistencia. Esto puede ser para algo menor como por ejemplo el que el depósito en un banco se haya hecho en forma correcta, o para asegurarse que la visita programada con el oculista se lleve a cabo, o enseñarle como usar el microondas. De todas formas un adulto autista es capaz de vivir una vida independiente, aun así hay obstáculos que pueden ocasionar problemas en diferentes etapas de su vida. Soluciones por adelantado pueden ayudar no solamente a solucionar esto, sino también pueden ayudar a minimizar cualquier ansiedad que la persona pueda sufrir.

Programas de vivienda Independiente se les llama de diversas formas- un centro de vivienda y un centro social son dos términos comunes. Existen agencias en casi todos los Estados que patrocinan este tipo de vivienda y los servicios incluyen el colocar al adulto en una casa en el que se considera que va a ser exitoso considerando a los otros miembros que están viviendo ahí. La agencia tiene asignado a un trabajador quien visita la casa con frecuencia para asegurarse que la casa este funcionando adecuadamente y que se mantenga en forma segura. Esto incluye revisar que la casa se mantenga limpia, que sus miembros estén comiendo adecuadamente y que mantengan una higiene adecuada, entre otras cosas.

Como es con todas las familias, si tu joven adulto esta viviendo con otra gente, los conflictos pueden suceder. Nadie puede llevarse perfectamente las 24 horas del día, los siete días de la semana. Su hijo puede que se queje con usted acerca de sus compañeros de casa. Es importante para usted que escuche pero no tomar otras medidas (aunque usted puede elegir hablar directamente con la agencia para asegurarse de que todo este en calma si usted considera que es un punto grave). Aunque su joven adulto tenga la historia completa, recuerde que sólo es un lado de la historia. Lo mejor que puede hacer es mantenerse al margen de cualquier situación y permita que el administrador de la agencia se haga cargo de la situación.

CASAS HOGAR

Yo tuve la oportunidad de visitar un número de estas casas hogar. Yo encontré cada una de ellas con gente muy brillante para la gente que vivía ahí. Por lo general, un grupo de casa tiene un máximo de seis a ocho residentes, y esta diseñado para funcionar como una familia extendida. Los residentes pueden ser todos autistas o pueden tener una mezcla de capacidades diferentes. Siempre hay personal trabajando en la casa, y por lo general, dependiendo del programa, incluye un empleado quien pasa la noche en la casa, al que se lo conoce como posición de "vigilia." Esta persona se espera que permanezca despierta durante las horas de la noche. Temprano por la mañana esta persona es relevada, por lo general por otros dos empleados. Estos últimos son los que despiertan a los residentes, y se aseguran de que se bañen, se laven los dientes, se hagan cargo de su higiene personal, hagan sus camas, y limpien su cuarto. Algunas casas invitan a los residentes a preparar comidas. El personal prepara la comida con o sin la ayuda de un residente, mientras que uno o varios residentes ponen la mesa. Todos los residentes se reúnen para comer sus alimentos, los cuales deben ser balanceados, deben cumplir con los requerimientos nutricionales, y ser hechos de acuerdo a las necesidades específicas de algunos residentes, por ejemplo dietas para diabéticos.

El personal reparte y administra todo el medicamento que los residentes requieren. Usted puede estar seguro que existe un régimen estricto que el personal debe seguir para asegurarse de que cada residente reciba el medicamento indicado, la cantidad indicada y en el tiempo que se le receto.

Después de la comida, los residentes por lo general se preparan para su día. Si alguna persona esta enferma se encargan de que se quede en casa y lo atienden los consejeros. Algunos se preparan para ir a sus trabajos, otros a alguna rea de trabajo supervisada. Dependiendo del tamaño de la comunidad, pueden existir muchas actividades durante el día; en una comunidad pequeña los trabajos disponibles pueden ser menores.

Una vez que los residentes regresan a casa, por lo general tienen actividades para realizar. Algunos de ellos pueden ir con un consejero para comprar en el autoservicio. Otros pueden ir a cortarse el pelo. Otro residente puede ir a la tienda de video, con un empleado de la casa para rentar una película para esa tarde. Algunos días puede haber un programa especialmente planeado, tal como ir a patinar o al cine. Cada casa tiene su itinerario. Así como el la mañana los residentes se reúnen para el desayuno, los residentes se reúnen para la comida de la tarde. Después de la cena probablemente haya una reunión de grupo para actividades como deportes o juegos de mesa, una película o salir a algún lugar. Algunos grupos de casa permiten a los residentes el fijar sus itinerarios durante la semana. En otras casas, los consejeros planean la semana. Mientras que en otras casas es una mezcla de ambas.

La Casa Hogar puede ser un ambiente maravilloso para un niño autista adulto. Ellos están alrededor de otra gente lo que les permite la socialización. Están con adultos que los cuidan. Ellos están en una casa segura que esta autorizada por el Estado (lo que significa que deben cumplir con todos los requisitos que les pide el Estado) Yo motivaría a cualquier padre buscando en donde situar a su hijo, que visite una de estas casas. Pregunte mucho. Revise el menú. Revise su itinerario. Pregunte acerca del programa de comportamiento (¿Qué pasa si el adulto rompe una regla?). Como padre, después yo haría una segunda visita; particularmente asegurándome que es cuando están todos los residentes en casa. Yo pediría hablar con el administrador de la casa para contestar cualquier otra pregunta. Esta puede ser la nueva casa para su joven adulto, así que claro, usted quiere asegurarse de que está realizando la mejor selección posible.

Por lo general, algunos padres tienen dificultad en poner a su hijo en una casa hogar. Esto es muy parecido como cuando los hijos ponen a sus padres en una casa de retiro. Puede existir culpabilidad, preocupación acerca de hacer la mejor decisión. Mientras usted haga su tarea, visite la casa, se introduzca con el personal y el administrador de la casa, y verificar el estado de la casa para verificar si ha tenido multas o violaciones previas (y si así es, ¿cual fue la razón?). Yo creo que esta es una gran alternativa a "la casa lejos de casa."

OTRAS CONSIDERACIONES

Cuando su hijo llega la edad adulta, y usted tiene nuevas lecciones que aprender, le puede ser más fácil el comprender algunas de las áreas de mayor preocupación en las que usted tiene que estar preparado antes de la Revisión de Transición.

Lo primero y muy importante son los aspectos legales. Consulte con un abogado que tenga experiencia y conocimiento acerca de adultos con necesidades especiales. Por lo general, el abogado le va sugerir el Fondo Irrevocable Para Necesidades Especiales. Este documento le permite a su hijo recibir dinero, pero, como no está a su nombre, no interfiere con los beneficios del Seguro Social o cualquier otro ingreso basado en el ingreso mensual de la persona. Es importante el asegurarse de que el abogado entienda y prepare un documento para estipular que pasa si ya no puede cuidar a su hijo, así como también que pasa si tiene un problema o muere, y su hijo se va de casa.

Otra consideración es la situación financiera. Dependiendo de sus bienes, usted querrá discutir todas las posibilidades con el abogado durante la escritura de cualquier testamento, fondo, u otro documento. Esto le permitirá a su hijo recibir todo lo que usted decida dejarle a su hijo como propiedades, fondos del IRA, fondos mutuos, cuentas de banco, en fin. Dependiendo de la habilidad de su hijo, usted posiblemente querrá estipular como se use el dinero, o si quiere designar a un familiar, contratar a un asesor u otra persona para que maneje el dinero. La decisión debe estar muy claramente enunciada.

Además, entender los beneficios del gobierno y de varios programas disponibles para su hijo, para así asegurarse de que su hijo va a recibir lo que sea y todo lo disponible. Al trabajar con su abogado, al preparar el fideicomiso, testamento u otro, asegúrese de que su hijo va a continuar con una vida confortable, que pueda disfrutar. Es un punto importante el discutir con su abogado acerca de los regalos, herencias y otros ingresos logren que lo descalifiquen para seguir recibiendo los beneficios del gobierno. Una consideración final a discutir con su abogado en el estilo de vida. Esto le permitirá a usted escribir que es lo que quiere para su ser querido, e incluya todo desde el lugar donde su hijo va a vivir, servicios médicos, hasta sus últimos servicios funerarios. Esta información dará instrucciones para la vida diaria, incluyendo actividades como el baño, hacer sus necesidades fisiológicas, la alimentación, así como todo aquello que usted sabe que su hijo va a requerir para su vida diaria.

CONCLUSIONES FINALES

El educar a un niño autista lleva a un padre a través de varios pasos, como con cualquier otro niño. La diferencia estriba en que, hay pocos lineamientos para seguir, y una gran parte es la observación y el entender que parte se requiere de usted para satisfacer las necesidades del niño. Algunos padres tienen la fortuna de dar la vuelta a un libro escrito por el Dr. Benjamín Spock u otro autor para entender algún punto con un niño y como lidiar con él. Si usted intenta usar la misma táctica con su niño autista, usted vera como su niño hace un berrinche enorme. Usted es básicamente el autor de sus propios libros. Usted escribe cada palabra. Usted escribe cada capítulo. Usted observa cada comportamiento. Usted se enfrenta con cada comportamiento. Es una aventura muy retadora a la que se enfrenta. Cualquiera y todos los padres educando a un niño autista deberían darle un gran reconocimiento del gobierno por la parte de su vida que con tanto cariño y amor entregan a su niño autista. Cada uno de ustedes es especial a su propia manera. Día tras día, noche tras noche, usted enfrente un reto tras otro. Yo le ofrezco todo mi respeto y admiración. Usted es realmente un ser humano sorprendente.

NOTA FINAL

Si Usted pregunta a un psicólogo diez formas diferentes de tratar a un niño autista y hace la misma pregunta a otro doctor, una enfermera, un bombero o *a mí,* hay posibilidades que usted reciba varias respuestas. Pero dichas respuestas serán similares. Le animo a que escriba una lista de diez diferentes formas de tratar con su niño autista y después compare su lista con la mía.

1. Ame a su hijo. Usted y su esposo/a trajeron este hermoso niño al mundo, y estaban muy contentos de tener un bebé saludable. Uno o dos años mas tarde usted comenzó a notar algunas diferencias que le preocuparon. Deseando, que sin importar más nada, que el amor que usted sintió por su bebé el primer momento cuando lo vio continúe creciendo al igual que su hijo, aun cuando haya sido diagnosticado de autismo.

2. Aprenda sobre el autismo. Es extremadamente importante para usted, el padre, estudiar y aprender cada día. Si usted se prepara con conocimientos, su vida será más fácil con un niño autista, será enriquecida, y cada día será más fácil sobrevivir. Imagínese a usted mismo como mecánico, como nadador profesional, o como doctor – sería imposible para usted ser el mejor en cualquiera de

estas profesiones, aún cuando lo intentase, sin adquirir primero el conocimiento necesario, después utilizando dicho conocimiento y practicando. ¿Puede usted trabajar en un convertidor catalítico de su auto, sin antes leer o investigar un poco? Si usted no es doctor ¿ tendría usted alguna pista de como hacer una cirugía al corazón (claro, esto sería ilegal, es un ejemplo exagerado)?

3. <u>Platique con su compañero.</u> Al principio, cuando su hijo es diagnosticado con autismo, háblelo varias veces con su esposo/a. Conversen que les puede traer el futuro. Prepárense ustedes mismos para que puedan lidiar con cualquier cosa que se interponga en su camino. Ponga especial atención en la presión que puede existir en diferentes situaciones, tales como su matrimonio y su familia. Dialoguen abiertamente en como ustedes, como padres, se pueden apoyar y ayudarse mutuamente, durante los días en que haya alguna crisis. Tal vez ustedes deseen buscar apoyo de un consejero, reunirse con su ministro, planeen actividades especiales para usted y su esposo/a, o busquen nuevos caminos que explorar, para que mantengan su matrimonio vivo. Es *crucial* estar precavido sobre que un niño autista trae retos tanto al matrimonio como a la familia.

4. <u>Guarde un diario.</u> Insisto muchas veces, sobre la importancia de tener algún tipo de diario, registrando los diferentes eventos en la vida de su hijo. Esto incluye todo desde el que lo guío a llevar a su hijo con un especialista, el récord del estado de salud de su hijo, observaciones de verle

interactuando (o no interactuando) con otros niños, hermanos, y miembros de la familia, así como los diferentes comportamientos que usted note (tales como perdida de contacto visual, el que se golpee su cara, reacciones a ruidos fuertes, entre otros). Cada una y todas las anotaciones le beneficiarán a Usted en un futuro. Se sorprenderá en como se basará usted en su diario en un futuro para ayudar a recordar a su memoria sobre el año específico en que su hijo inició una nueva acción o aprendió algo nuevo.

5. Obtenga el mejor provecho del IEP. El Plan de Educación Individualizada (IEP) pudo haber sido incluido en el numero dos, anteriormente mencionado, pero creo que es importante hacer una mención específica. Piense en ser un maestro. Cada día hay una lección que seguir en cada área (por ejemplo lenguaje, artes, matemáticas). Esto es similar al IEP, le da al padre(s) un plan necesario para llegar a donde usted desee. Piense en un maestro sustituto que va al salón de clases los lunes por la mañana. El maestro no dejó un plan de clases. El maestro sustituto tal vez tenga media hora para prepararla antes de que lleguen los estudiantes. Él o ella no conocen los horarios para cada materia. Esto puede causar frustración y confusión para todos. Si el maestro hubiese dejado el plan diario, todo sería mucho más fácil. Recuerde, el IEP es la llave para el futuro de su hijo. Puede abrir la puerta a muchas oportunidades, o puede permanecer cerrada, provocando que su hijo pierda muchas oportunidades positivas.

6. Manténgase involucrado en la educación de su hijo. Me refiero a que usted necesita crear una relación fuerte con cada uno de los maestros de su hijo. El debe saber de donde viene usted y usted debe saber a donde se dirige él. Habrá momentos en que le será difícil mostrar respeto hacia el maestro, pero le animo a que lo haga, sin importar que, tener dificultades con el maestro puede provocar mas daño que algo bueno. Si usted causa dificultades continuamente, será un padre conflictivo. Los futuros maestros serán notificados de su personalidad, y trataran de mantenerse alejados de usted. Siempre hay maneras de comunicar sus sentimientos, pensamientos, emociones, sin atacar directamente al maestro. Además, no compare al gran maestro que jamás haya tenido su hijo con el maestro del próximo año. De a cada maestro una oportunidad.

7. Haga arreglos legales para el futuro. Es de vital importancia que usted haga los arreglos legales necesarios para el futuro de su hijo. Esto incluye todo desde en donde vivirá su hijo, si usted dejara algún tipo de ayuda financiera para los años siguientes. No puedo dejar de enfatizar que es sumamente importante, no sabemos lo que nos depara el mañana, *hay que estar preparado!*

8. Construya una cadena de apoyo. Este rodeado de personas buenas, gente positiva que lo apoye en los momentos de estrés que usted pueda enfrentar. No sólo son miembros de la familia, también lo pueden ser amigos cercanos que usted ha tenido durante los

años o amigos nuevos que usted ha conocido en algún grupo de apoyo, u otro tipo de grupo que este tratando con el autismo. Tal vez desee pedir apoyo a los líderes de su iglesia, amigos que usted ha hecho en diferentes clases que usted se ha inscrito, o sus vecinos. Se sentirá realmente bien de tener a alguien cerca de usted que siempre pueda brindarle un abrazo.

9. <u>Enfóquese en cuales son los mayores intereses de su hijo.</u> Haga lo necesario para enfrentarlo hoy, mañana, o el próximo año. Esto puede incluir decisiones importantes de la vida, que puedan causar profundo dolor, tales como poner a su hijo en una casa hogar. Esto puede incluir el tratar diferentes situaciones que lo pongan a usted en una situación precaria – un berrinche en el centro comercial, su hijo gritando mientras están cenando en algún restaurante, o su hijo haciendo algo que el no comprende (tal como Larry manchando con su excremento las paredes del salón). Esperando que usted no tenga que enfrentar alguno de estos retos; y si usted lo está, se sentirá mejor si usted tiene *cualquier tipo* de capacitación de como reaccionar ante cualquiera de estas situaciones.

10. <u>Apóyese a usted mismo.</u> Sea bueno con su pareja y su familia – sin importar lo que cueste; y lo más importante, **¡SEA BUENO CON USTED MISMO!**

ACERCA DEL AUTOR

Jack E. George nació en Oakdale, CA, la capital del rodeo del mundo. De pequeño se mudó a Modesto, CA donde creció y pasó la mayor parte de su vida como adulto. Se graduó de California State University, Stanislaus con un B.A. en Sociología. Pasó varios años dando clases en una primaria, después abrió su primer centro de tutoría en la ciudad de Stanislaus. Años más tarde, abrió una escuela particular para el grado K-9. La mayor parte de su vida profesional ha sido en el campo de la educación. Tiempo después, Jack asistió a la Universidad Notre Dame de Namur en Belmont, CA. Donde obtuvo su licencia de educación especial en California. También adquirió su Maestría en NDNU.

Jack se enfoca ahora en el campo de la educación especial; específicamente, trabajando con estudiantes autistas. Él ha sido capacitado a través de los programas TEACCH así como en Análisis Aplicado sobre el Comportamiento y el *sistema PECS.*

Actualmente esta trabajando en su próximo libro, *El Manual del Adulto Autista.* Además de esto escribe para un periódico local en Baja California, México. Está en proceso de crear una organización sin fines de lucro para ayudar a gente con necesidades especiales. También abrió una escuela del lenguaje Golden Apple Educational Centers.

Jack George es un profesor y consultor de educación especial experto. Si desea programar una conferencia o una consulta familiar con Jack, puede contactarlo al correo electrónico **jackedward650@aol.com**. Para mayor información sobre Jack George, por favor visite su página de internet: **www.jackegeorge.com**

LaVergne, TN USA
31 January 2011
214660LV00001B/23/P